JN029221

室月 淳
宮城県立こども病院産科科長
東北大学医学部臨床教授

これからの

GENUINE TREATMENT for TPL

切迫早産管理

長期安静・持続点滴はやめよう

中外医学社

推薦文

　本邦では古くから「安静」「子宮収縮抑制剤の長期投与」を行うことで早産の管理と称してきた．特にリトドリン塩酸塩が使用されはじめたのは私が医学生だった頃からだと思う．動悸や頭重感と戦いながら，それでも1日でも永く児を子宮内に留めておきたいと考える母親の献身を当然のこととして受け入れてきた世代である．慚愧の至りである．

　しかし今日海外からの多くのデータによってリトドリン塩酸塩の効果は限定的であることが詳らかになった．FDAからも厳しく制限される薬剤に至っている．それはそうである．周産期心筋症のリスク因子であり，好中球減少や横紋筋融解などの重篤な副作用のみならず長期にわたる点滴をすればinfusion thrombophlebitisになり「血管がボロボロ」になるリスクも高い．効果が限定的であれば"Do No Harm"を旨とする欧米で使用が制限されるのは当たり前だ．

　また本書にもあるように長期臥床の意味も効果もエビデンスがない．むしろ血栓症や尿路感染症のリスクを考慮すべきであるだろう．しかし翻って我が国では早産児を産んだことで「私が仕事をしていたから」とか「上の子を抱っこしたから」などと自責の念に駆られる母親が多いと感じる．何のエビデンスもないのに．子宮収縮を訴える妊婦に子宮収縮抑制剤の経口投与をする医師もいる．あとで「お腹が張っていると言ったのに子宮収縮抑制剤を処方してもらえなかった」と言われるのを忌避するためであろうか．もちろんリトドリン塩酸塩の経口投与は早産予防に有効であるエビデンスはない．

　本書はガラパゴス化しつつある本邦の切迫早産管理に一石を投じる書である．切迫早産管理について我々プロフェッショナルが議論するよすがと

なるべき書であり，それはすなわち一般の妊婦さんにとってのパラダイム
シフトに寄与しうる書でもあると考える．一般の方にも読みやすい文章で
丁寧に書かれているので是非手に取って頂きたいと考える次第である．

2024 年 1 月

りんくう総合医療センター産婦人科

荻 田 和 秀

序　文

　君たちは，いつの時代でもそうであったように，自己を確立せ
ねばならない．
　──自分に厳しく，相手にはやさしく．
　という自己を．

司馬遼太郎『二十一世紀に生きる君たちへ』[1]

　この本は，国内で一般的におこなわれてきた切迫早産治療，すなわち入院安静臥床とリトドリン塩酸塩の長期持続投与を批判することを主旨とするものです．切迫早産の適切な治療を考えるためにこれまで報告されてきたエビデンスをとにかく第一にして論じています．

　エビデンス，ないしはエビデンスをもとにした医療（evidence-based medicine：EBM）という考えかたが日本に導入されてすでに30年以上がたちます．もはやこれらの概念を理解していない医療者はほとんどいないと思われますが，しかし実際に EBM は臨床現場にどれだけ根づいているでしょうか？

　もちろん EBM は臨床現場における問題解決の一手法であり，その本質は患者さんによりよい医療を提供しようとする基本的姿勢です．エビデンスは医療者が使うためのものですが，もっと正確にいえば個々の患者さんのために利用されるべきものです．多くの医療者に使われて患者さんの利益になったとき，はじめて EBM が医療に根づいたといえるでしょう．

　たとえばある治療法がもっとも患者さんの利益になるのは，治療効果が最大で，かつその副作用が最小のときです．そしてメリットが最大でリス

クが最小ということだけでなく，患者さんの価値観，人生観といった要素を考慮したとき，患者さんの満足度はもっとも高くなることがしばしばです．

　切迫早産妊婦にたいする長期安静および長期持続点滴治療の可否が問題となる場合，医療者側のエビデンスの議論に加えて，「患者参加の医療」を積極的に進めることが望まれるのではないでしょうか．患者参加の医療にEBMをはめこむというのは，知りえたエビデンスをもとに妊婦さん自身に望ましい治療を選択してもらうということです．

　インターネットによる高度情報化社会では，専門家であろうと一般市民であろうと，産科医療もEBMもそれなりに習得可能かもしれません．ある程度の科学的なものの考えかたを教育で身につけていれば，自分が治療を受ける側であることや，インターネットを介して専門的な知識をひきだす方法も心得ていることでしょう．

　この本は，従来の切迫早産治療に疑問をもっているかもしれない若手産科医とか看護師助産師といった医療者を対象にして書かれました．しかしそれ以上に，いま，現在，切迫早産で治療をうけている妊婦さんにも読んでもらえるように，本の記述は可能なかぎり平易となるように心がけました．従来の旧弊な医療を変えていくのは医療関係者のみならず，妊婦さんご自身ではないかと期待しています．

参考文献

1）司馬遼太郎．二十一世紀に生きる君たちへ．東京：世界文化社；2001. p.17.

　2024年1月　　　　　　　　　　　　　　　　　　室月　淳

CONTENTS

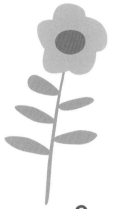
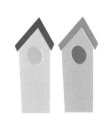

Chapter 4

これまでの経験とめざすべき治療の実際 ….. 56

Chapter 5

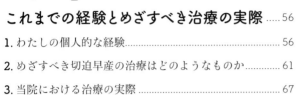

リトドリン長期投与をやめるためのステップ …… 77

Chapter 6

ひとを変える，組織を変える ……………………… 95

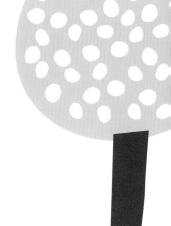

はじめに

　赤ちゃんにとってもっとも適切な時期でのお産を正期産といい，妊娠37週から41週のあいだになります．妊娠36週までに生まれることを早産といい，お産全体の6%程度でおこるといわれています．ふつうより未熟な状態で生まれた早産の赤ちゃんは，分娩週数や状態によってはさまざまな問題が生じることがあります．とくにより早い時期に生まれたりすると，命をおとしたり重度の後遺症を残したりすることもめずらしくありません．早産を予防することはいまでも周産期医療のおおきな課題です．

　「切迫早産」とは，こういった早産となる危険性が高いと考えられるような場合，あるいは早産の一歩手前と推測される状態のことをいいます．お腹の張りや痛みが規則的におこり，子宮の出口（子宮口）がすこし開いているときと定義されることがふつうです．それに加えて妊娠37週未満に自然破水してしまったり（前期破水），陣痛がないのに子宮口が自然に開いてしまったり（頚管無力症），子宮内に細菌がはいって感染をおこしたり（絨毛膜羊膜炎）したときも，その後ほとんどが早産となるため，広い意味で「切迫早産」にふくめることもあります．

　この本ではおもに狭義の切迫早産，すなわち規則的なお腹の張りと子宮口の開大がおきているときをとりあげます．日本では子宮収縮と子宮口の開大が認められるときは，入院安静として子宮収縮抑制薬（張りどめ）の

点滴治療がおこなわれることがふつうです．このように切迫早産における異常な子宮収縮にたいして子宮収縮抑制薬を投与することを，専門的にはトコライシス（tocolysis）と呼びます．病状が進行して早産にいたらないようにするための治療です．

　この子宮収縮をおさえる治療薬として，「リトドリン塩酸塩」を投与することが日本では一般的です．使いかたは，これを24時間持続点滴して，妊娠37週になるまでずっとつづけます．そのあいだ切迫早産の妊婦さんは病棟で入院臥床安静を強いられることになります．しかし日本でおこなわれているこの切迫早産の治療法が，実は欧米とはおおきく異なっていることはご存じでしょうか．

　欧米では，リトドリン塩酸塩をはじめとする子宮収縮抑制薬のいずれもが，赤ちゃんの予後を改善するほどの妊娠延長効果はないと考えられていて，せいぜい母体ステロイド投与のための短期間の時間かせぎとして使われているにすぎません．すなわちトコライシスそのものは無意味とされています．それにたいして日本では，妊婦さんになにかおこるといけないから，念のためにリトドリン塩酸塩の点滴をはじめて，そのまま長期間にわたって漫然と投与されているのが実態です．病院側の夜間や週末の人手が手薄な体制を補完するためという側面もありそうです．

　欧米の切迫早産の管理はおおきくちがいます．トコライシスをおこなっても最大48時間で終了し，そのあいだに胎児の肺成熟を目的とした母体ステロイド投与をおこない，必要であれば高次周産期センターへの母体搬送をおこないます．そもそもトコライシスのためにいまだにリトドリン塩酸塩を使用しているのは世界で日本だけです．また欧米では長期安静入院

JCOPY 498-16056

はおこなわず，もし早産にいたらなければなるべく早めに退院させ，外来で管理しています．

　リトドリン塩酸塩投与を48時間以内で終了する欧米のやりかたをショートトコライシス（short tocolysis），長期にわたって持続点滴をつづける日本のやりかたをロングトコライシス（long tocolysis）といい，日本ではその是非を議論することがあります．しかしもちろん欧米では長期に投与することはありませんから，ロングとかショートなどというのは特異なやりかたをおこなっている日本でのいいかたにすぎません．いわゆるロングトコライシスが早産を防ぎ，赤ちゃんの予後を改善するというエビデンスも実は存在しません．

　ロングトコライシスには有効性がないばかりか，薬の副作用のリスクがあります．妊婦さんにとってメリットが最大で，かつ副作用や医療事故のデメリットが最少となるような医療を「質の高い医療」とする一般の考えかたからいえば，日本の切迫早産治療はけっして望ましい医療とはいえないでしょう．医療側の都合で，妊婦さんにとっては不必要で，場合によっては有害な治療やケアがなされている可能性があるからです．

　医学的に有効とはいえないこの治療がなぜいまも慣習的におこなわれているのかは，むしろ興味ぶかいところです．早産をふせぐためにできることはなんでもやっておきたい．早産になってしまったときのトラブルが気がかりだし，長期入院での検査や治療は医療機関にとって経済的メリットもあります．そしてなによりも，これまでの治療の方法を急に変えることがめんどうだといったところが，医療側の本音かもしれません．妊婦さんのほうも，未熟児として生まれることはなんとしてもさけたいと願うの

で，医療側にいわれるままに入院安静と長期点滴をたやすく受けいれがちです．結果として全体が過剰医療になってしまっています．

過剰で，ときには有害な医療にかたむきつつある切迫早産治療の現状に，一度待ったをかけ考えなおそうというのがこの本の目的です．ロングトコライシスの有効性や限界，リスクをあきらかにして，医療者が適切な医療判断ができるようになることと，妊婦さんには治療の有効性と副作用などをよく理解していただき，双方の相談と納得のうえでの治療を進めることをめざします．

従来のリトドリン塩酸塩の長期持続投与について疑問をもっている産婦人科医師や看護師・助産師のかたは，臨床現場ではおそらく少なからずいらっしゃると思います．もしかすると診療科や病棟では，これは昔からやっているうちのやりかただと言われてしまい，エビデンスにもとづいた適切な治療やケアに変えることを口にだせないような雰囲気になっているのかもしれません．日常診療でそういった疑問を感じている医師や病棟スタッフのみなさんのためにこの本は書かれました．

この本の前半の4章は，まず徹底してエビデンスにこだわって論じてみました．エビデンスをよく調べてみれば，日本の切迫早産治療の現状がいかに世界標準からはなれているかが理解できるかと思います．しかしたしかに実際の医療ではエビデンスがすべてではないというところがあって，なかなかわりきれない部分もあります．エビデンスを現実にあてはめようとしてうまくいかないときはどのようにしたらいいか，ほかのひとの行動を変えていくにはどうしたらいいかなどについても重要な課題です．だから後半の4章は，エビデンスとは異なった，ナラティブとか心身相関と

いったあたらしいキーワードをからめて考えていく予定です．

　この本は「リトドリン塩酸塩の長期持続投与」の問題がテーマです．たしかに産科医療のなかには，慣例的におこなわれているにもかかわらず，効果が疑わしいかむしろ悪影響をおよぼしかねない治療やケア，過剰検査，意味のないルーティンといったものがいまだにたくさん残っています．切迫早産治療はそういったもののひとつにすぎません．そこを考えなおし変えていく試みこそが，妊婦さんのためのほんとうに質の高い医療を実現していくことになるでしょう．本書の内容がそういったヒントになれば幸いです．

　なお従来使用されていた一般名の「塩酸リトドリン」は，2006年の薬局方改定により「リトドリン塩酸塩」にあらためられました[1]．いまだ「塩酸リトドリン」のほうがなじみがありますが，本書では原則として「リトドリン塩酸塩」を用いることにいたします．

参考文献

1）厚生労働省．日本薬局方の日本名命名法の変更に伴う医薬品の一般的名称（JAN）の取扱いについて（平成18年3月31日）．各都道府県衛生主管部（局）長あて厚生労働省医薬食品局審査管理課長通知，https://www.mhlw.go.jp/web/t_doc?dataId=00tb3066&dataType=1&pageNo=1

切迫早産とはどういった病気か

　切迫早産とはなにか？　どのように治療やケアをしていけばいいのか？　一見ごくあたりまえに思えるそういったことを考えなおしてみると，あらためて茫漠とした思いにとらわれます．「切迫早産」とは文字どおり早産が切迫している状態を指しますが，切迫しているかどうかの判断は非常に主観的といえないでしょうか．現行の切迫早産の診断と治療の問題について考えてみます．

　本章の後半部分「4. そもそも「切迫早産」は実在するのか」は，本書のテーマのひとつである「切迫早産は真の病気であるのか」の序論にあたりますが，やや抽象的な議論になっています．ご興味のないかたはそこをとばして，そのまま第2章にいっていただいてもかまいません．

1. 切迫早産の頻度はどのくらいか

　「早産」の定義は「妊娠37週未満の分娩」と明確であり，生まれた妊娠週数ということで数もかぞえやすいため，国際的にも早産の数は比較的よくわかっています．WHOによると，世界では年間およそ1,300万件の早産がおきており，これは全出生数の9.6％にあたります．そのなかで80

 JCOPY 498-16056

万人の早産児が生後1年以内で死亡しています[1]．一方，日本での妊娠36週までに産まれた早産の割合は，1980年が4.1%，1990年が4.5%，2000年が5.4%，2010年が5.7%とすこしずつ増加してきましたが，2010年以降は5.7〜5.8%とほぼ横ばいとなっています[2]．

それでは「切迫早産」のほうの頻度はどのくらいでしょうか．後述するように切迫早産の定義は，国によってあるいは時代によって考えかたのちがいがあります．切迫早産は妊娠中によくおこる病気であって，治療のために入院管理となることも多いにもかかわらず，切迫早産と診断される幅が広いためか，その発症頻度についての報告は実はそれほど多くはありません．

たとえば米国の場合で考えてみましょう．米国における早産の疫学と原因についての2008年の報告[3]によると，近年，不妊治療による多胎妊娠の増加や母児の医学的適応による人工早産のため，早産全体の数が増加しています．早産にいたる産科的状況としては，①前期破水がなく自然におきた陣痛（早発陣痛）にひきつづいておこる早産，②母体または胎児の医学的適応による人工早産，③前期破水による早産，の3つのパターンに分けられていて，それぞれの割合は，①40〜45%，②30〜35%，③25〜30%とされています．すなわち，いわゆる「切迫早産」といわれる早い時期におこる陣痛によって早産にいたるのは，早産全体のなかの①40〜45%程度と考えられます．

アメリカの全分娩における早産率は10%超とされていますが，そのなかの半分弱の40〜45%が切迫早産の状態から早産にいたっていると推定されるわけです．しかし一方で，切迫早産とされた妊婦の多くは実際には

早産になりません．たとえば Fuchs ら[4] は，切迫早産と診断されてから 7 日以内に早産となったのは 253 例中 21 例（8.3%）と報告しています．また切迫早産における早発陣痛は約 30% で自然に消失したとの報告[5] や，切迫早産で入院した妊婦の 50% は正期産となったとの報告[6] もあります．切迫早産から早産にいたったこれらの割合を考えあわせると，米国での実際の「切迫早産」の頻度は，おおざっぱにいって妊婦の 10% くらい，多くみつもっても 15% をこえない程度と推定できそうです．

　一方，日本における切迫早産の頻度については，厚労省の「妊産婦に対する保健・医療体制の在り方に関する検討会」で中井[7] が発表しているデータがあります．これは日本産科婦人科学会周産期登録（2001〜2010 年）の単胎 584,378 例を検討したものですが，11 年間の切迫早産の頻度の平均は 14.2%（13.0〜16.1%）でした．また宮内ら[8] は，全国の労災病院における産科入院患者の退院時要録から「切迫早産」の診断名を抽出し，全妊婦にたいする割合を算出して，専業主婦では 7.94%，就労女性では 7.29% と報告しています．このように日本では，全妊婦のうち 15% 程度が切迫早産という診断を受け，さらにその半数くらいが実際の入院治療となっていると推定できそうです．

2. 切迫早産の診断はどのようにおこなうか

　切迫早産の頻度があいまいにしか求められないのは，その診断基準自体にあいまいなところがあるからです．切迫早産の診断は個々の施設や医師の主観にまかせられているところがあって，「切迫早産傾向」とか「切迫

JCOPY 498-16056

気味」といったあまり医学的ではないいいかたが使われることもよくあります．切迫早産の診断が混乱していて，仮に過剰診断がおこっていればその分だけ不必要な治療も増えることになります．またこれらは統計ではみかけ上の切迫早産治癒率を増加させることになるでしょう．

『産婦人科診療ガイドライン産科編 2023』によると，切迫早産については以下のようにあります[9]．「妊娠 22 週 0 日から妊娠 36 週 6 日までの妊娠中に，規則的な子宮収縮が認められ，かつ子宮頚管の開大度・展退度に進行が認められる場合，あるいは初回の診察で子宮頚管の開大が 2cm 以上となっているなど，早産となる危険性が高いと考えられる状態」．これは 2018 年にだされた『産科婦人科用語集・用語解説集 改訂第 4 版』での記載にほぼ準じたものです[10]．

2016 年ごろのことになりますが，わたしたちは切迫早産のあたらしい治療薬である「レトシバン」という薬の治験に参加したことがありました．日米欧でのグローバル治験であったためプロトコールはすべて世界共通のものでした．治療対象は「preterm labor」とされ，有効な陣痛が 30 分に 4 回以上あって，内診所見が経時的に進行するものと厳密に定義されました．当院における切迫早産患者はほぼ全例が他院からの母体搬送例ですが，この厳密な選択基準にあてはまるのはおよそ搬送全体の 1/3 程度でした．欧米における「preterm labor」は，日本の「切迫早産」よりやや狭い病態概念であることをそのとき実感しました[11]．

そもそも早産の多くは切迫早産が進行しておこると考えられています．そうなるとほんとうの意味での切迫早産は，その後に生じる早産の結果によって，いつも事後的に判断されることになります．だから切迫早産とは

本質的にはレトロスペクティブにしか定義されない病態です．とにかく早産を予防しようとして，早産にいたりそうなひとをすべてみつけて治療を開始しようとすると，ほんとうの切迫早産以外の偽陣痛といったケースが多く混じってくるのは当然といえそうです．

　臨床的には早産がおこるかを予測できるような指標，いわゆる予知マーカーについてさかんに研究がなされています．母体血の白血球数，CRP値，腟分泌液中の癌胎児フィブロネクチンや顆粒球エラスターゼなどが実際に臨床で使われていますが，あまり精度のいいものではありません．早産予知マーカーのなかでは，経腟超音波による子宮頚管の長さ（頚管長）の測定が現在もっとも普及しています．しかし検査としては偽陽性が多く陽性的中率が低いため，過剰診断となりやすいことが問題となっています．

　切迫早産は文字どおり早産が切迫している状況を意味しますが，切迫していることを示す客観的なマーカーがない以上，ほんとうはレトロスペクティブにしか定義できない現象です．子宮収縮には分娩を進行させるアクティブな陣痛とそうではない偽陣痛があって，いまのところその判断はどうしても主観的なものにならざるをえません．どういった現象を切迫早産とするかはひとが決めるもので，その診断はあくまでも「早産」を減らすという目的にそってなされるものです．このことについてはあらためて本章の後半で具体的に論じます．

JCOPY 498-16056

3. 偽陣痛（Braxton Hicks 収縮）について

1 ブラクストン・ヒックス収縮とはなにか

ここでは真の切迫早産ではなく，切迫早産のなかに多くふくまれている「偽陣痛」の妊婦さんのことについて説明します．偽陣痛は「ブラクストン・ヒックス（Braxton Hicks）収縮」とも呼ばれ，早ければ妊娠 14 週またはそれ以降に認められる生理的な子宮収縮をいいます．ブラクストン・ヒックス収縮はとくにきっかけもなく出現し，30 秒から数分くらいつづく不規則な腹部緊満感（腹緊）として自覚されます．このとき 5〜25 mmHg 程度の子宮内圧を示すといわれますが，子宮頚管を開大させ分娩を進行させるためには最低 30 mmHg の陣痛が必要とされており，ブラクストン・ヒックス収縮によって早産になることはありません．ちなみに子宮収縮がお腹のうえから触ってわかるときは 10 mmHg 以上，痛みとして感じるときは 15 mmHg 以上あるといわれています．

切迫早産と診断されたケースのなかにも，この偽陣痛，ブラクストン・ヒックス収縮がかなりふくまれていると考えられます．この収縮はトコライシスにはほとんど反応しません．すなわち治療をしても自覚症状が改善しないため，長期入院となってしまう可能性があります．だから臨床的には早発陣痛との鑑別が非常に重要になるのですが，子宮収縮の規則性や頻度，疼痛の有無といった自覚症状とか，外側法による計測所見などからは，ブラクストン・ヒックス収縮と早発陣痛を区別することはむずかしいのです．いまのところ子宮収縮によって分娩そのものが進行しているかを内診によって確かめるしかありません．

ところが興味深いことに動物実験では，このふたつの子宮収縮は生理学的に明瞭に区別できるのです．妊娠ヒツジの子宮筋電図をとってみると，分娩にいたるようなアクティブな陣痛では波長が長く振幅が大きい子宮筋の活動電位を認めます．逆に分娩には進行しないブラクストン・ヒックス収縮では，筋電図の波長は短く振幅も小さくなります[12]．英語では前者をcontraction（収縮），後者を contracture（拘縮）と区別します．結局のところ，早発陣痛では子宮筋の全体が同期して収縮することによって高い子宮内圧を生みだすのにたいし，ブラクストン・ヒックス収縮では子宮の個々の筋組織がバラバラに活動している状態と推定されます．

2　妊婦さんにどのように対応するか

　早産の初期の早発陣痛と区別することがなかなか難しいブラクストン・ヒックス収縮は，ふつうは不規則におこることが多く，痛みをともなう場合もともなわない場合もあります．しかし収縮がどんどん強くなることはなく，次第に落ちついてくることや，体位を変えたり安静にすることで収まったりすることが特徴的です．また日中より夜間におこることが多く，膀胱がいっぱいになったときや脱水傾向にあるときなどにも頻繁にこの収縮を感じるようです．

　妊婦さんが妊娠 37 週未満の時期に子宮収縮を感じるときは，病院に電話で連絡をするようにあらかじめ伝えておき，症状や状況をくわしく聞きとってください．規則的で徐々に強くなる子宮収縮や，腰の痛み，出血などがあるときは，異常な早発陣痛の開始である可能性があるので，すぐに受診をうながすことが必要です．夜間だけにおきている子宮収縮だったり，子宮収縮が不規則で痛みをともなわないようなときは，排尿させた後

に水分をじゅうぶんにとらせ，自宅でしばらく安静で様子をみるように指導することも可能でしょう．ただしブラクストン・ヒックス収縮と判断するためには，内診による分娩進行がないことを確認する必要がありますから，判断に迷うときには病院に来てもらって診察するほうが望ましいです．

とくに夏場には妊婦さんも脱水傾向になることがあります．血漿浸透圧が増加すると抗利尿ホルモン（ADH）の産生分泌が亢進しますが，そのときおなじ下垂体後葉ホルモンのオキシトシンの分泌も刺激されて子宮収縮を増加させるともいわれます[13]．水分補給を指導するのはそのためです．子宮収縮が強くて外来を受診した妊婦さんにたいしても，点滴を一本おこなって脱水を補正するだけで子宮収縮がなくなることも経験します．一方で，こういったブラクストン・ヒックス収縮にはトコライシスは効果なく，とくにリトドリン塩酸塩の経口錠はまったく無意味です．

いずれにしろ妊婦さんには，気になるときにはいつでも電話してアドバイスをもらうように事前に伝えておいてください．仮に妊婦さんが緊急で受診して，とくに心配ないということでそのまま帰宅するときでも，恥ずかしさや不満などを感じさせないようじゅうぶんに配慮することもたいせつかもしれません．

4. そもそも「切迫早産」は実在するのか

やや抽象的な章題となっていますが，ここで問題提起したいことは，病

気としての実体がある「がん」などとちがって，「切迫早産」は病気としてほんとうは実在しないのではないか，早産を減らすという目的にそってつくられた一種の仮定ではないか，ということです．トコライシスによる妊娠延長および児の予後改善のエビデンスがないことはあきらかなのに，とにかくできることはなんでもやりたいと長期持続点滴をおこなうのは，もしかすると「切迫早産」が実在するものとしての病気と考え，そこからでてくる発想ではないかと思います．

　切迫早産は実在する「もの」ではなく，ある目的のために仮定された一種の「こと」にすぎないと考えると，ひとつの医療のなかに複数の医学的考えかたが併存することになり，さまざまな治療法が提案されることになるかもしれません．それは安静であったり，ロングトコライシスであったり，短期投与であったり，漢方薬であったりいろいろです．ここに，エビデンスはないがとにかく可能なことは全部するといった発想が生まれてくる余地があります．しかし切迫早産にとりうる対応は無作為比較試験（RCT）によって有効性が厳密に確認された治療に限るという方針は堅持すべきです．

　「切迫早産」という病気を論じるにあたって，この問題はきわめて重要とわたしは考えています．この本の最後のほうでこの問題をさらに具体的に論じる予定ですが，ここでは最初に問題提起をおこなっております．こういった議論は抽象的，観念的に思えて興味がわかず，とにかく切迫早産のあたらしい管理の実際を知りたいというかたは，以下の部分をとばして第2章にいかれてもかまいません．

JCOPY 498-16056

1 切迫早産という病気はあるのか

「切迫早産という病気はあるのか」とはどうにも漠然とした問いに思えるかもしれません．しかしこれを「切迫早産は治るのか」と問いなおせば，一度はじめたリトドリン塩酸塩は長期に投与しつづけるべきか，それとも48時間で終了すべきかを議論するにあたって，ひとつの重要な問題点になります．たとえば妊娠高血圧症候群や妊娠糖尿病といった病気であれば，妊娠中に一度発症すれば，分娩が終了する前に治癒するということは考えにくいでしょう．だから処方された降圧剤や投与開始されたインスリンは妊娠終了するまで続けなければならず，途中で症状が改善したからといって中止されることはあまりありません．

そういう意味では切迫早産はどうでしょうか？　妊娠高血圧症候群や妊娠糖尿病は妊娠偶発合併症といわれますが，切迫早産もそのひとつであるならば，妊娠中に一度発症すればそのまま妊娠が終わるまで治癒することはないように思えます．しかし欧米での概念である「preterm labor」，すなわち妊娠早期におこってくる陣痛と考えてみると，一度はじまった陣痛が途中で消失してしまうことはときどきあることです．陣痛がなくなればもはや治療は必要ないようにも思えます．

この問題に結論をだす前に，遠まわりになるようですが，そもそも「切迫早産」という病気は何なのか，病気として実在するのかをすこし考えてみましょう．もちろん病気として実在するかは「病気」の定義にもよりますが，ここでは「生命現象のある種の阻害」とふつうに考えます．

妊娠中の母体または胎児における生体のしくみの変化によって，母児の

一方あるいは両方にいろいろな形で生の阻害をきたすことがあります．「早産」は母児のなんらかの病態によりおこるものです．早産児は臓器の発達がいまだ未熟であり，呼吸などの問題のほかに脳内出血や感染などをおこしやすいため，早産はいまだに新生児の主要な死因のひとつです．仮に救命できたとしても発達障害のリスクはあります．

　このように「早産」が出生児には病気であることはあきらかですが，早産が切迫している状態とされる「切迫早産」ならばどうでしょうか？　早産の多くは，妊娠 37 週未満の通常よりも早い時期にくる陣痛である「早発陣痛」によっておこります．その早発陣痛がおきているときを「切迫早産」と定義すれば，まさにそういったタイミングは早産にかならず存在することになります．実際に欧米では，切迫早産を「threatened pretermbirth」ではなく「preterm labor」，まさに「早発陣痛」と表現することが多いのです．すなわち切迫早産を早産がおこるかもしれない，あるいは早産が切迫しているという漠然とした概念ではなく，妊娠 37 週未満に陣痛が発来する状態と定義は明確です．

　だから「切迫早産」という病気はほんとうに実在するとしていいのでしょうか？　われわれはふつう切迫早産という病気を実在する「もの」と考えています．もし実在するものならば，それをもっているひとともっていないひとは容易に区別可能でしょう．妊婦さんのなかで切迫早産という病気を「もつ」ひとを選びだし治療をおこなうわけです．逆に妊娠期間をとおして切迫早産を「もつ」ことなく，順調な妊娠生活をおくるひとも多くいることになります．

　しかし厳密に考えると切迫早産は実在するものとはいえないような気も

します．妊婦さんは子宮収縮（腹緊）を感じることは日常的です．そういった子宮収縮が実際の早産につながるものかを判断するには自覚的所見だけではむずかしい．「規則的な子宮収縮が認められ，かつ子宮頸管の開大度・展退度に進行が認められる場合」という診断基準がありますが，この定義は欧米も日本もほぼおなじで，「分娩の進行」がキーになっています．

　ここでは現在ある子宮収縮が分娩を進行させ，最終的には早産となるという条件がだされていて，先に述べたように本質的には切迫早産をレトロスペクティブにしか定義できません．だから「切迫早産」とされた妊婦さんのなかには，必然的に多くの偽陣痛の場合もふくまざるをえず，そういったケースではなにもしなくても子宮収縮は自然におさまり，早産にならない場合も多いと考えられます．本質的にはレトロスペクティブでしか真の切迫早産がわからないとすれば，妊娠中に子宮収縮を訴える妊婦さんが病的なのかそうでないかをクリアに分けることはどうしてもむずかしいことになります．

　切迫早産という病気がほんとうに実在する「もの」であれば，その病気をもつひとと，病気をもたいないひとを原理的に区別できないというのはなんとなくおかしい気がします．「もの」が目にみえないからなのでしょうか．むしろ切迫早産は「もの」として実在するわけではなく，たんなる現象にすぎないのであり，「もの」ではなく「こと」としてあると考えたほうがいいように思います．

　切迫早産という病気がほんとうは実在せず，ある現象が医療者によって定義され，それで認識されたりされなかったり，あるいは診断されたりさ

れなかったりしているのかもしれません．もともと医療者は，早産という望ましくない事態をすこしでも減らしたいという目的をもって，早産にいたる前段階を切迫早産という病気と名づけ，治療の対象にしようと考えたわけです．このようにある状態が病気と認識されたり，認識されなかったりするのは医療者がもつ目的によります．切迫早産が病気になるのは医療者が主観的に，あるいはある意味恣意的に決めているといっていいかもしれません．

2 それで切迫早産は治るのか

切迫早産は医療者が自分の目的にあわせて恣意的に定義した現象という側面があります．この考えかたは奇妙にみえるか，あるいはひとによってはどうでもいいことのように思えるかもしれません．また切迫早産が医療者の目的によって定義されているからといって，切迫早産という病気を勝手にでっちあげたとわたしが批判しているわけでもありません．

それではなぜ切迫早産はものとして実在せず，こととしてとらえるべきなのでしょうか？　ある現象を病気とするかしないかは絶対的なきまりがあるわけではなく，なんらかの目的にそって勝手に決めていけばいいわけです．いわば約束ごとです．わたしたちがめざしているものを最初にはっきりとさせ，それにあわせた病気の定義をおこなえば，望まれる目的に到達しやすくなるでしょう．

たとえば妊娠高血圧症候群や妊娠糖尿病といった病気の本質は，妊娠によって生じる生体システムの質的な異常と考えられます．しかしそうした異常そのものは直接観察されにくいため，その異常を象徴する数値といっ

JCOPY 498-16056

た間接的な指標によって病気の概念が構成されています．たとえば妊娠高血圧症候群では，妊娠によって血圧調整機構のどこかに質的な変化がおこっているはずですが，それを直接みつけることができないため，正常範囲をこえた血圧の上昇という現象によって定義しています．妊娠糖尿病についてもまったく同様です．

このような妊娠にともなう代表的な合併症では，病気の内容を構成する血圧や血糖といった測定値が，質的なものではなく量的なパラメータとして与えられています．そこでの正常と異常（病気）の境界は連続的な数値となっていて，どこまでが正常でどこからが異常というのは絶対的なものではなく，相対的なものとならざるをえません．病的な状態はまちがいなく存在していますが，病気であるかないかを決める境界値は統計的に決められることになるわけです．

それでは切迫早産はどうでしょうか？　これまで述べてきたように「切迫早産」と称される病気には，過剰診断された真の病態とはいえないものが多くふくまれている可能性がありますが，そのままでは早産につながっていく「切迫早産」という状態がまさに存在していることはたしかそうです．しかしここには血圧とか血糖といった代替的な指標があるわけではありません．将来に早産が切迫していること自体はあいまいな現象であり，本質的にはレトロスペクティブにしか決定できません．

切迫早産には，たとえば妊娠高血圧症においての「血圧値」のような病気であるか否かを判断したり，投薬の量や種類を決めたりする際の基準となる客観的な指標がいまのところ存在しません．患者の訴える症状に基づき，客観的，科学的な根拠がほとんどないまま切迫早産だと診断し，勘と

経験を頼りに投薬治療をおこなっているのが現状ではないでしょうか．

　だから妊婦さんのいまこの状態が切迫早産なのか，そしてたとえばトコライシスによってそれが治癒したかどうか，あるいは妊娠37週になるまで点滴を続けなければならないといったことは，極端にいうと医療者（と患者さん自身）が，目的にあわせて恣意的に決めていいことになります．その目的というのは，もちろん早産未熟児で生まれることがないようにすることですが，その目的が達成できるならば切迫早産は治癒するとも，切迫早産の病態は妊娠中継続するとも，どちらに考えてもいいはずです．

3 それではどうすればいいのか

　なんだか話がどうどうめぐりしているかもしれません．切迫早産が，ほかの疾患のように画像や血液検査などの生物学的なデータをもとに診療できればいいのですが，それができないために今日のさまざまな問題が引き起こされています．過剰診断や過剰治療，子宮収縮抑制薬の有効性についての議論は，結局のところ切迫早産の診断に客観的な指標がないことに起因しているといっても過言ではありません．

　内科系領域でも外科系領域でも，病気の「異常」は，検査結果の数値やレントゲンなど，目に見える形で存在しています．そしてその異常にたいしてどう対処するのか，あるいはなにも対処しなくていいのか，ある程度はっきりしています．ところが切迫早産の「異常」は，患者の訴える症状のなかに存在するのです．

　たしかに産科以外のほかの分野でも，50年以上前までは症状にもとづ

JCOPY 498-16056

く診断がよくおこなわれていました．しかしこの半世紀の現代医学の発展のなかで，病態生理にもとづく診断におきかえられるようになりました．たとえば昔，多くの乳幼児の命をうばってきた疫痢というおそろしい病気も，病原体が分離されたいまでは細菌性赤痢として抗生剤と補液で治療されるようになりました．症状による診断ではそのままでは治療には結びつきませんが，病態によって把握できるようになれば適切な治療法がわかってくるからです．

　リトドリン塩酸塩による妊娠延長効果は 48 時間までというのが医学的エビデンスです．国際的なガイドラインでも 48 時間までのショートトコライシスが推奨されています．しかし周知のとおり医療ではエビデンスだけがすべてではありません．たとえば患者と医療者がともにつくりあげるナラティブ（物語）からいえば，リトドリン塩酸塩の長期持続投与も，結果として早産を防ぎ，妊婦さんが深い満足を得るようでしたら，こういった治療もあってもいいのかもしれません．たしかに目的を達成する道は必ずしもひとつではないでしょう．

　もし真の切迫早産ではなく，頻繁にあった子宮収縮が自然に消失して早産に進まなければ，それは生体の一時的不具合だったのであり，異常であったとはいいがたいでしょう．すなわち生体のしくみがある程度質的に変化をおこしても，自然経過で回復していくのならば必ずしも病気ではなかったのです．それでも一時的に妊婦さんに自覚されるような症状を発現するばあいには，その不愉快な症状が治療されることはあります．

　エビデンス的にはショートトコライシスが望まれます．一方，ナラティブの視点からはいずれの治療法でも患者を満足させることができれば，ど

ちらがより正しいということはなく，どちらでもありえるでしょう．しかしそこで見落とされがちなのは切迫早産の妊婦さんの QOL（生活の質）の視点です．早産を減らすという目的と本人（および家族）の要望を満たせば，実際のところどのような治療法を選択してもいいという考えかたもあるかもしれませんが，従来のロングトコライシスでは長期間にわたって，本人をベッド上にしばりつけたうえで持続点滴をおこなうことになります．QOL はかなり低くなるうえに，医学的なエビデンスではこういった治療はそもそも無意味です．

　わたしたちのまわりでは，切迫早産の妊婦さんにたいしていまもリトドリン塩酸塩の長期投与がおこなわれているかもしれません．エビデンスからみればこういった長期投与には医学的有効性はありません．それでも続けられているのは，医療はエビデンスがすべてではなくさまざまな人為的要因がからむからであり，そのひとつはナラティブ（物語）によって妊婦さんもわれわれ医療者も動かされている面があるからです．しかしいかに妊婦さんに QOL の高い妊娠生活と，それに続くいいお産をむかえてもらうことを，いつもわれわれは心する必要があります．

　わたしがリトドリン塩酸塩の投与を 48 時間以内にすること，すなわちショートトコライシスを提案するのは，切迫早産の診断を受けた妊婦さんの QOL をとにかく第一と考えるからです．妊婦さんを安静臥床および長期持続点滴によって苦しめるのはまったく無意味です．だからこの本ではエビデンスを最重要の価値とすることにします．エビデンスだけが医療のすべてではありませんが，しかしいまはとにかくエビデンスを錦の御旗として，これまでの医療を見直し変えていくことを第一とします．エビデンスにもとづいた医療を戦略的に採用します．それ以上のことはまたあとで

JCOPY 498-16056

考えましょう.

参考文献

1) Beck S, Wojdyla D, Say L, et al. The worldwide incidence of preterm birth: a systemic review of maternal mortality and morbidity. Bull World Health Organ. 2010; 88: 31-8.

2) 母子衛生研究会, 編集協力. 母子保健の主なる統計 2015. 東京: 母子保健事業団; 2016. p.49.

3) Goldenberg RL, Culhane JF, Iams JD, et al. Epidemiology and causes of preterm birth. Lancet. 2008; 371: 75-84.

4) Fuchs IB, Henrich W, Osthues K, et al. Sonographic cervical length in singleton pregnancies with intact membranes presenting with threatened preterm labor. Ultrasound Obstet Gynecol. 2004; 24: 554-7.

5) Lewit EM, Baker LS, Corman H, et al. The direct cost of low birth weight. Future Child. 1995; 5: 35-56.

6) Bracero LA, Leikin E, Kirshenbaum N, et al. Comparison of nifedipine and ritodrine for the treatment of preterm labor. Am J Perinatol. 1991; 8: 365-9.

7) 中井章人: 妊産婦の診療の現状と課題. 第 2 回妊産婦に対する保健・医療体制の在り方に関する検討会. https://www.mhlw.go.jp/content/12401000/000488877.pdf, (2023 年 10 月 17 日閲覧)

8) 宮内文久. 切迫流産・切迫早産の発生率と就労との関係に関する検討. 日職災医誌. 2020; 68: 46-9.

9) 日本産科婦人科学会, 日本産婦人科医会, 編. 産婦人科診療ガイドライン産科編 2023. 東京: 日本産科婦人科学会; 2023. p.146-50.

10) 日本産科婦人科学会, 編. 産科婦人科用語集・用語解説集. 改訂第 4 版. 東京: 日本産科婦人科学会事務局; 2018. p.196.

11) 室月 淳. (幻の) 切迫早産治療薬レトシバン−非ペプチド型オキシトシン受容体拮抗剤. 産婦実際. 2017; 66: 899-904.

12) Hsu HW, Figueroa JP, Honnebier MB, et al. Power spectrum analysis of myometrial electromyogram and intrauterine pressure changes in the pregnant rhesus monkey in late gestation. Am J Obstet Gynecol. 1989; 161: 467-73.

13) LeMoullec JM, Jouquey S, Corvol P, et al. A sensitive reverse transcriptase polymerase chain reaction assay for measuring the effects of dehydration and gestation on rat amounts of vasopressin and oxytocin mRNAs. Mol Cell Endocrinol. 1997; 128: 151-9.

リトドリン塩酸塩の歴史と現状

1. リトドリン塩酸塩の歴史

1 リトドリン開発の経緯

　喘息治療薬であったイソクスプリンの子宮平滑筋弛緩作用が最初に報告されたのは 1961 年[1] であり，最初のトコライシス薬としてイソクスプリンはズファジラン® の商品名で臨床に使われるようになりました．第 1 世代の β 刺激薬であり，薬理学的に β_1 作用が強いため，循環系への副作用が早い時期から報告されていました．

　リトドリン ritodrine はトコライシスのみを目的として，イソクスプリンをもとに 1964 年に開発された β_2 選択的刺激薬です．1972 年のオランダを皮切りに，70 年代に欧米でつぎつぎに承認され使用されるようになりました[1]．米国ではリトドリンの承認にあわせて，イソクスプリンの子宮収縮抑制剤としての適応が 1983 年に削除されています．当時は子宮収縮抑制剤として認可された唯一の薬剤であり，世界 60 か国以上で使われることになりました．

　欧米でのリトドリンの開始量はいずれも 50 μg/min で，投与量の上限は

JCOPY 498-16056

350〜400 μg/min というところが多かったようです．米国でよく用いられた投与法としては Caritis protocol[2] が有名でした．すなわち 50 μg/min から投与開始して 20 分ごとに 50 μg ずつ増量し，子宮収縮が抑制されたらその投与速度で 1 時間維持します．その後は 20 分ごとに減量し，有効最低投与速度を 12 時間維持したあとで，短期間で投与を中止するという方法です．これはリトドリンを長期投与すると β 受容体のダウンレギュレーションがおこるという薬物動態理論をもとに，その有効性を最大にしながら副作用を最小にするという目的でつくられたものです．

　一方日本では，投与開始量が 50 μg/min にたいして，投与量の上限が 200 μg/min とやや少なめに設定されていました．当時日本でおこなわれていたテルブタリンの大量維持療法に置き換わる形でリトドリンが導入されたため，米国のような明確な投与プロトコールがないまま，リトドリンの導入時からの長期維持療法が一般化されることになりました．いまにいたるまでの日本独特のリトドリン長期持続点滴投与による切迫早産治療にはこのような背景があったようです．

2　欧米でのその後の動向

　リトドリン塩酸塩が早産治療薬として米国 FDA（食品医薬品局）により認可されるにいたった根拠のひとつとして，1980 年の Merkatz ら[3] の RCT の報告があります．それによるとリトドリン投与群はコントロール群に比べて，分娩週数が有意に改善し（$P<0.05$），在胎日数も有意に長くなりました（$P<0.001$）．またリトドリンで治療を受けた妊婦からうまれた児は，新生児死亡および呼吸窮迫症候群の発生率が有意に減少し（いずれも P は 0.05 未満），妊娠 36 週（$P<0.05$）または出生体重 2,500 g 以上

（P＜0.05）の割合が有意に高かったとされています．

　しかしその後はこのような長期的な有効性を否定する報告があいつぎ，妊娠延長効果も出生児の死亡率・罹患率についても今日ではきびしい評価がなされています．1990年のカナダからの報告[4]が代表的で，48時間までの妊娠延長効果のみを認めるが，出生児の死亡率や罹患率には有意な改善を認めないというものでした．

　米国では1977年にリトドリン塩酸塩がFDAにより承認され，切迫早産に適応がある唯一のトコライシス薬として頻用されるようになりました．しかしその後24人の母体死亡をふくむ重篤な副作用報告[5]があいついだため，1998年にメーカーが自発的に生産を中止し米国市場から撤退することになりました．母体死亡の原因はおもに肺水腫や致死的な不整脈によるものとのことでした．

　その後はおなじ短時間作用型β刺激薬であるテルブタリンが，リトドリンの代替薬として一部で使用されてきましたが，2011年にはFDAがテルブタリンの重大な副作用について警告をだし，切迫早産の適応がはずされました[6]．その結果今日では，米国で公式に承認されているトコライシス薬は存在しません．

　米国にくらべると欧州では比較的最近までリトドリンが使われてきました．しかし多発する有害事象の報告をうけて，2013年にEMA（欧州医薬品庁）がリトドリン塩酸塩の経口薬の承認をとりけし，点滴静注についても48時間以内にきびしく制限しました[7]．EMAの勧告を受けて欧州各国はそれぞれの対応がとられましたが，たとえば英国では国立医療技術評価

JCOPY 498-16056

機構の早産ガイドライン（NICE guideline 25 Preterm labour and birth）[8]で，トコライシスの第一選択をカルシウムブロッカーのニフェジピン，第二選択をオキシトシン受容体拮抗薬のアトシバンとし，リトドリン塩酸塩をふくむβ受容体刺激薬の使用を禁止しました．

3 国内でのリトドリン塩酸塩使用の現状

　最初にトコライシス薬として開発されたイソクスプリン（ズファジラン®）が，日本で認可されたのは1963年と世界的にも早い時期でした．さらに1970年代中ごろから，β受容体刺激作用のあるテルブタリン（ブリカニール®）が子宮収縮抑制のために用いられるようになりました．テルブタリンは喘息治療薬であり，切迫早産には適応外使用になります．このようにβ_2選択性の低いβ受容体刺激薬がひろく使われるようになると，それにあわせて副作用事故もおきるようになって，メーカー側から再三警告がだされていました．

　そのような事情もあってわが国でもリトドリン塩酸塩の認可が急がれ，1986年8月よりウテメリン®の商品名で発売されることになりました．リトドリン塩酸塩が切迫早産治療薬として開発されたころ，米国ではリトドリン塩酸塩を長時間投与するとβ受容体のダウンレギュレーションがおこるという薬物動態理論をもとに，短期間で投与を終了するプロトコールが推奨されていました．しかしそのころ日本国内でおこなわれていたテルブタリンは長期持続投与が一般的であり，それにおきかわる形ではいってきたリトドリン塩酸塩もおなじようにロングトコライシスとして使われるようになったようです[9, 10]．

1988 年にでた一般向けの医学書[11] に，「子宮収縮（陣痛）が頻繁に起こるような症状の著しいときには，注射が効果的です．ウテメリン®のはいった液を長時間かけてゆっくり静脈内に点滴注射を行います．（中略）この薬の出現によって，早産の予防や治療が非常に進歩したことは事実です」と書かれていたように，当時はリトドリン塩酸塩に強い期待感があった様子がうかがえます．

　リトドリン塩酸塩はその後日本におけるトコライシスの第一選択となったのは周知のとおりです．すこし古い調査になりますが，2004 年に国内での子宮収縮抑制薬の使用状況を調査した結果[12] では，1,149 例中でリトドリン塩酸塩が 86％と圧倒的に多く，ついで硫酸マグネシウムが 20％（併用例あり）という結果でした．現在でもおおよその傾向は変わっていないと考えられます．

　リトドリン塩酸塩の使用をきびしく制限した 2013 年の EMA 勧告は『医薬品安全性情報 Vol.11 No.21』[13] によって国内にすぐに紹介されました．それにたいするメーカーの見解[14] が 2014 年にだされましたが，結論として「日本において，注射剤は承認申請時の臨床試験や市販後に実施した使用成績調査等から，48 時間より長い投与期間で，適応疾患に対する有効性が確認されている」および「日本において，経口剤は（中略），同用法の臨床試験や使用成績調査等から，適応疾患に対する有効性が確認されている」というものでした．これは従来からの主張がくりかえされたものにすぎず，国内でのリトドリン塩酸塩使用の現状を変えるものには結局なりませんでした．

JCOPY 498-16056

2. リトドリン塩酸塩はどのような薬か

1 リトドリン塩酸塩の作用機序

　リトドリンは塩酸塩として存在し（図2-1），交感神経β受容体にたいする選択的刺激薬です．β_2受容体に作用してcAMP含量を増加させ，カルシウムイオンの貯蔵部位へのとりこみを促進し，膜の過分極，膜抵抗減少およびスパイク電位発生を抑制することにより，子宮収縮を抑制するといわれます．胎盤移行性がよく，母児ともほぼ同じ血中濃度で存在します．

　リトドリンの開発当初は薬動力学（pharmacokinetics）的な研究が多くなされています．初期段階では欧米でも少量からはじめて症状をみながら増量していく漸増法がおこなわれました．しかしCaritisは，子宮収縮抑制に必要なリトドリンの血中濃度は90 μg/mLであるが，漸増法では不必要に高い血中濃度になって副作用が発現すると報告[15]し，またリトドリンの24時間投与でβ受容体が50%減少するため，子宮収縮抑制が得られたら減量し終了することを提唱しました．しかしこういった薬動力学的な議論はあまり国内にはいってこなかったためか，日本ではいまでも漸増法および長期維持法が主流となっています．

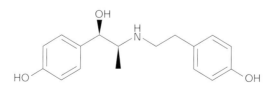

図2-1　リトドリン塩酸塩の構造式
化学式 C17H21NO3　分子量 287.36

2 投与方法

　発売当初は以下のような投与法が一般的でした．リトドリン塩酸塩を5％グルコース500 mLまたは10％マルトース500 mLに溶解して，1分間に50 μg/minの少量より開始し，子宮収縮の状況を観察しながら30分ごとに50 μg/minずつ増量します．有効投与速度は50〜200 μg/minとなっています．リトドリン塩酸塩1Aは50 mgですから，500 mLに1Aをいれれば30〜120 mL/h，500 mLに2Aをいれれば15〜60 mL/hの速度での投与量となります．

　そもそもリトドリン塩酸塩発売当初の80年代は輸液ポンプがまだそれほど普及していなかった病院も多くて，500 mLの輸液ボトルにリトドリン塩酸塩をいれて希釈することが多かったという事情もあります．すなわち点滴セットの自由落下（フリードリップ）による点滴静注でおこなわれることもめずらしくありませんでした．このやりかたでは妊婦さんの体位変化や動作などによって点滴の落下速度が変わることがあり，まれに大量に注入されて頻脈や心不全といった医療事故につながることが報告されていました．

　またこの投与法はすぐにわかるように1日の輸液量が500〜1,000 mLをこえることがあります．肺水腫の重篤な副作用が知られてくると，その誘因のひとつとして過量の輸液負荷が考えられたため，輸液ポンプを使って指示速度での正確な投与に変わっていきました．各施設でさまざまな方法がおこなわれてきましたが，たとえば一例をあげると，5％グルコース90 mLにリトドリン塩酸塩2A（100 mg）をいれ，3 mL/h（50 μg/min）から開始し12 mL/h（200 μg/min）を極量とします．これならば極量を

498-16056

24時間投与しても，一日の輸液負荷量は300 mL以下におさえることができます．

3. 副作用にはなにがあるか

1 母体における副作用

リトドリン塩酸塩は選択的β_2受容体刺激薬というふれこみで販売されましたが，実際にはそれほど選択性が強くなく，β_1作用による子宮筋以外の臓器の著明な副作用を認めます（表2-1）．

母体の副作用としてもっとも重大なのは心不全と肺水腫です．輸液の過量投与，電解質輸液の使用，ステロイド薬や硫酸マグネシウムとの併用，多胎妊娠，妊娠高血圧症候群や心疾患の合併時に出現しやすいとされてい

表 2-1　リトドリン塩酸塩の副作用

母体への影響
①心血管系：頻脈，不整脈，心不全，肺水腫，心筋症
②代謝系：高インスリン血症，高血糖，低カリウム血症，低カルシウム血症，横紋筋融解（CPK上昇）
③血液系：顆粒球減少
④そのほか：手指の振戦，動悸，顔面紅潮，頭痛，発汗，嘔気嘔吐

胎児への影響
①心血管系：頻脈，不整脈，心筋肥厚，心筋虚血
②代謝系：高インスリン血症，低血糖，高カリウム血症，低カルシウム血症
③消化管系：腸管麻痺

ます．β_1刺激作用は腎の傍糸球体装置のレニン分泌を強力に促進し，レニン-アンギオテンシン-アルドステロン系を活性化します．その結果，抗利尿ホルモンの分泌により水分貯留をもたらします．またβ_2受容体は血管平滑筋に分布していて，リトドリン塩酸塩は血管のcAMP濃度を増加させて血管を拡張させます．

　リトドリン塩酸塩の重篤な副作用は多くありませんが，生命をおびやかす可能性もあり注意が必要です．実際に副作用による母体死亡の原因のほとんどは肺水腫といわれています[16]．肺水腫をおこす頻度はさまざまですが，おおよそ400人にひとり程度で[17]，とくに双胎妊娠では高くなることが知られています．わたしたちが国内での妊産婦の死戦期帝王切開18例を集めて調べたところ，そのうち2例がリトドリン塩酸塩の投与が原因による母体の心停止でした[18]．またSatohら[19]は，1981年から2011年のあいだに心筋梗塞をおこした妊産婦62例を集めて解析しましたが，そのなかでリトドリン塩酸塩投与と関連する冠動脈解離が7例あることを報告しています．

　肺水腫を予防するためには，輸液は電解質溶液（乳酸リンゲル液や生理食塩水など）をさけて5%グルコースなどを使用し，輸液ポンプを用いて輸液量をできるかぎり少量とすることが重要です．不整脈や過呼吸，呼吸苦，胸部圧迫感が出現したときはすぐに投与は中止します．多胎妊娠でのリトドリン塩酸塩の長期投与や，リトドリンと硫酸マグネシウムの併用投与は極力さけるべきでしょう．

　リトドリン塩酸塩による副作用でもっとも頻度が高いのは動悸（頻脈）と手指の振戦です．点滴投与ではほとんどのひとに出現するといわれてい

JCOPY 498-16056

ます．リトドリン塩酸塩の β_1 刺激作用によって心拍数が増加し，不整脈や頻脈が出現することもあります．手指の振戦も β 刺激によっておきてきます．頻脈や振戦の副作用はリトドリン塩酸塩投与を継続するうちにあまり気にならなくなることもあるようです．また β_1 作用によるおこる収縮期血圧の上昇と末梢血管の拡張は，顔面紅潮や頭痛の原因ともなります．

　代謝系への影響として，β 受容体刺激は骨格筋における解糖や肝におけるグリコーゲン分解を促進し高血糖をおこすことがあり，糖尿病合併妊婦ではとくに注意が必要となります．長期にトコライシスされてきた妊婦さんが耐糖能低下を示し，妊娠糖尿病の診断によってインスリンの投与がなされることがありますが，そういった妊婦さんが当院に母体搬送されて，リトドリン塩酸塩を中止したんに低血糖発作をおこした事例を複数回経験しました．すなわち高血糖は妊娠糖尿病ではなく，単なるリトドリンの副作用だったわけです．それ以来，当院では「妊娠糖尿病」でインスリンを使用している妊婦さんが切迫早産で母体搬送されるときは，リトドリン塩酸塩と同時にインスリンの使用も中止して様子をみることにしています．

　日本周産期・新生児医学会がおこなったリトドリン塩酸塩の副作用調査の報告が 2016 年に公表されています[20]．それによると投与された 273 人のうち 51 人で有害事象を認め，肝機能障害が 43 例，横紋筋融解症が 30 例，肺水腫・顆粒球減少症がそれぞれ 25 例となっています．こういった肝機能の悪化や顆粒球減少，横紋筋融解などは短期投与がほとんどの欧米ではそれほど多くなく，長期投与が主流の日本独特の副作用ですが，これらも重篤化することがあり気をつける必要があります．長期投与時には週に 1 回程度の肝機能，末梢血，CPK のチェックをすべきでしょう．そもそも長期投与をおこなわなければいいだけの話なのですが．

2 胎児・新生児への影響

　リトドリン塩酸塩は胎盤を容易に通過し，母児間の血中濃度がほぼ等しくなるため，胎児の諸臓器のβ受容体を刺激して，母体とおなじような副作用をおこします．循環系では胎児頻脈，心拍出量増加，心筋肥厚などです．出生後は低カルシウム血症や，高インスリン血症にともなう低血糖，腸管麻痺などが問題としてあげられます．

　特に深刻な副作用と考えられるのは胎児心筋への作用です．リトドリン塩酸塩 10 mg を 1 日 3 回経口投与（30〜180 日間）された妊婦から生まれた新生児 21 人を精査したところ，6 人に心筋虚血を示唆する心電図変化を認め，それが数週間つづきました[19]．またリトドリン塩酸塩使用した妊婦から生まれ，さまざまな理由で新生児死亡となって剖検された 25 人の新生児について．その心臓を組織学的に精査した報告があります[21]．子宮内での曝露期間は 24 時間から 8 週間でした．心内膜下局所壊死（3 例），心筋細胞のびまん性脂肪変性（3 例），右室壁の心内膜下層における核多形化（14 例）の 3 種類の病変が検出されました．これらの病変は動物実験でも認められたものですが，新生児の直接的な死因との関連は不明だったとのことです．

　また子宮内でのリトドリン曝露後に児に心中隔肥大がおこることも知られています．41 人の新生児に M モード法心エコーをおこなったところ，コントロールにくらべ有意に不均衡中隔肥大（DSH）が認められ，右収縮期時間間隔も増加していました[22]．母体とおなじように胎児や新生児に頻脈，不整脈をおこす副作用もよく知られていて，心室頻拍[23]，心房粗動[24]といった症例報告が数多くなされてきました．また胎児期にリトド

JCOPY 498-16056

リン塩酸塩に曝露した新生児が，高カリウム血症[25]，低血糖[26]，高ビリルビン血症[27] などをおこすことも報告されています．

4. 日本ではいまどうなっているか

1 トコライシスにたいする考えかた

　欧米ではトコライシスそのものが医学的に無意味と考えられています．すなわち現存する子宮抑制薬のいずれもが，新生児予後を改善するほどの妊娠延長効果はなく，母体ステロイド投与のための短期間の時間かせぎとして使われているにすぎません．だからリトドリン塩酸塩はもちろん，それ以外の子宮抑制剤の 24 時間をこえる投与は無意味というだけではなく，母児に副作用のリスクをおよぼすという点で忌避されます．

　ふつう医療では，ある病気にたいする「あたらしい治療法」や「有効な新薬」が登場すると，患者数が減ったり，その病気で亡くなる（この場合は早産してしまう）ひとが減ったりするのが一般的です．しかし薬を投与しつづけるにもかかわらず，切迫早産妊婦の数が一向に減らないのであれば，その薬が病気にたいして効いてないと考えるのが自然でしょう．ほかの臨床領域ではそう考えるのがふつうですし，効かない薬を投与しつづけるという選択肢もないはずです．

　しかし日本ではそういった認識はまったくありません．一応念のため，万が一何かあるといけないからという理由で，リトドリン塩酸塩が長期に

わたり漫然と投与されているのが実情です．アクティブな切迫早産ではない症例もふくめ，夜間，週末の手薄な体制を補完するという意味あいもあるかもしれません．そして最大の問題は，目の前の切迫早産の妊婦さんにたいして，薬をどれだけ投与したらいいか，いつどのようにやめるのかを判断できる客観的な診断基準をもちあわせていないことにあります．

切迫早産例を入院させリトドリン塩酸塩の持続投与をはじめるとして，妊婦さんが「昨夜から頻繁におなかが張ります」と訴えると，主治医は「リトドリンの量が足りていないので増やしましょう」．そして妊婦さんが「おなかの張りがだいぶ落ちついてきました」となれば，主治医は「いいですね．薬を減らすとまた切迫症状が悪化するかもしれないので，いまの量をこのまま続けましょう」といった感じで，点滴はいつまでも続きます．

日本の産科医療でおこなわれているのは，ほとんどがこの繰りかえしです．これではリトドリン投与は妊娠 10 か月になるまで終わりません．点滴投与ですから 10 か月になるまで入院も続きます．切迫早産妊婦が薬づけになるのも当然です．薬を止めようにもそのための客観的な基準がないため，どうしても従来のやりかたを踏襲せざるをえません．あるいは知識や経験が豊富な「えらい先生」のいうことが絶対的になり，「右へならえ」の権威主義がはびこるようになります．まさにそれが日本の産科医療の現状です．

もしかすると日本では，「切迫早産は分娩になるまで続く状態であり，分娩しても問題のない週数までリトドリン塩酸塩を続けなければならない」と考えている産科医がいるのかもしれません．しかし医学的エビデン

JCOPY 498-16056

スを検討しても，あるいは欧米での切迫早産治療をみても，それがまちがいであるのはあきらかでしょう．

2 長期入院の精神的肉体的影響

　無意味な長期持続点滴および入院安静臥床は，薬の副作用のリスクを上げる点からも，本人の生活のQOLを低下させる点からも，そしてむだな医療費をつかうという意味からも問題があります．長期間の入院拘束によって本人の肉体や精神に深刻な影響を及ぼしたり，パートナーや上の子どもといった家族にも深刻な問題をおこしがちです．

　本人にたいする影響にはいわゆる「廃用症候群」といわれるものがあります．安静や寝たままの状態が長く続くと，運動量が極端に低下することで心身に不調をきたします．筋力が低下するだけでなく，循環や呼吸の機能にも影響してきます．また精神面での影響も深刻であり，環境が急に変化することや，家族などとの接触や会話が制限されることなどによって，抑うつ状態になったりすることはよく経験するでしょう．

　看護の面からもこれらの問題は深刻です．妊婦さんは薬剤投与や安静治療が最優先され，身体的・精神的準備が不十分のままで分娩にいたり，不安や恐怖から主体的なお産ができなかったケースは少なくありません．長期入院をしている妊婦さんがストレスなく過ごせるように，また退院後にむけて健康管理能力が獲得できるように援助やケアの調整をおこなうことの重要さは，これまであまたの研究が指し示すとおりです．

　それぞれの家庭事情によって千差万別ですが，パートナーや子どもなど

家族にもさまざまな影響をあたえることもよく知られています．核家族であればその負担はかなり大きくなります．パートナーには遠方からの面会の負担や，上の子の世話と仕事との調整などが強いられます．上の子も母親の長期の不在による精神的不安などで不登校といった問題が生じることがあります．

　パートナーも家族も早産になったりしたらたいへんなことになると信じているからこそ，こういった長期間の心身の負担に耐えているのです．仮に長期入院が臨床的にあまり意味をもっていないことがはっきりしたら人権問題となりはしないかと，むしろこちらが心配するくらいです．こういった妊婦さん本人と家族の問題を解決するためにも，日本の因習的なリトドリン持続投与や長期安静臥床をなくしていく道筋をさぐるべきだと考えます．

参考文献

1) Keirse MJ. The history of tocolysis. BJOG. 2003; 110 Suppl 20: 94-7.
2) Caritis SN, Lin LS, Wong LK. Evaluation of the pharmacodynamics and pharmacokinetics of ritodrine when administered as a loading dose. On establishing a potentially useful drug administration regimen in cases of fetal distress. Am J Obstet Gynecol. 1985; 152: 1026-31.
3) Merkatz IR, Peter JB, Barden TP. Ritodrine hydrochloride: a betamimetic agent for use in preterm labor. II. Evidence of efficacy. Obstet Gynecol. 1980; 56: 7-12.
4) Canadian Preterm Labor Investigators Group. Treatment of preterm labor with the beta-adrenergic agonist ritodrine. N Engl J Med. 1992; 327: 308-12.
5) Elliott JP, John C Morrison. The evidence regarding maintenance tocolysis. Obstet Gynecol Int. 2013; 2013: 708023.
6) FDA Drug Safety Communication. New warnings against use of terbutaline to treat preterm labor, 2011. https://www.fda.gov/drugs/drug-safety-and-availability/fda-drug-safety-communication-new-warnings-against-use-terbutaline-treat-preterm-labor

7) EMA Restrictions on use of short-acting beta-agonists in obstetric indications-CMDh endorses PRAC recommendations, 2013. https://www.ema.europa.eu/en/documents/press-release/restrictions-use-short-acting-beta-agonists-obstetric-indications-cmdh-endorses-prac-recommendations_en.pdf

8) National Institute for Health and Care Excellence. NICE guideline 25 Preterm labour and birth, 2015. https://www.nice.org.uk/guidance/ng25

9) 安日一郎. わが国における切迫早産の管理. 日本医事新報. 2015; 4748: 61-2.

10) 林 昌子. 早産の予防と管理. 日本医科大学医学会雑誌. 2020; 16: 138-43.

11) 松山栄吉. 流産・早産の防ぎ方. 東京: 主婦の友社; 1988, p.200.

12) 佐藤和雄, 寺尾俊彦, 藤本征一郎, 他. 他施設共同調査による本邦における切迫早産治療の現況. 産婦人科実際. 2006; 55: 993-1001.

13) 国立医薬品食品衛生研究所 安全情報部: 医薬品安全性情報 Vol.11 No.21 (2013/10/10). http://www.nihs.go.jp/dig/sireport/weekly11/21131010.pdf.

14) キッセイ薬品工業㈱. 欧州における 短時間作用型 β 刺激薬に対する措置および日本におけるウテメリン（注，錠）の有効性，安全性について. 2014 年 12 月. https://med.kissei.co.jp/vcms_lf/re247001.pdf

15) Caritis SN. A pharmacologic approach to the infusion of ritodrine. Am J Obstet Gynecol. 1988; 158: 380-4.

16) Besinger RE, Iannucci TA. Tocolytic therapy. In: Elder MG, Lamont RF, Romero R, Editors. Preterm labor. New York: Churchill Livingstone; 1997. p.243-98.

17) Benedetti TJ. Treatment of preterm labor with the beta-adrenergic agonist ritodrine. N Engl J Med. 1992; 327: 1758-60.

18) Kobori S, Toshimitsu M, et al. Utility and limitations of perimortem cesarean section: A nationwide survey in Japan. J Obstet Gynaecol Res. 2019; 45: 325-30.

19) Satoh H, Sano M, Suwa K, et al. Pregnancy-related acute myocardial infarction in Japan: a review of epidemiology, etiology and treatment from case reports. Circ J. 2013; 77: 725-33.

20) 大槻克文. リトドリン塩酸塩の使用実態ならびに副作用に関する調査報告. 周産期学シンポジウム抄録集. 2016; 34: 15-8.

21) Gemelli M, De Luca F, Manganaro R, et al. Transient electrocardiographic changes suggesting myocardial ischaemia in newborn infants following tocolysis with beta-sympathomimetics. Eur J Pediatr. 1990; 149: 730-3.

22) Bohm N, Adler CP. Focal necroses, fatty degeneration and subendocardial nuclear polyploidization of the myocardium in newborns after beta-sympathicomimetic suppression of premature labor. Eur J Pediatr. 1981; 136: 149-57.

23) Nuchpuckdee P, Brodsky N, Porat R, et al. Ventricular septal thickness and cardiac function in neonates after in utero ritodrine exposure. J Pediatr. 1986; 109:

687-91.

24) Nagatome Y, Ueno K, Takahashi Y, et al. Neonatal ventricular tachycardia: Adverse event possibly due to maternal ritodrine. Pediatr Int. 2019; 61: 298-9.

25) 小西光長, 吉田益美, 越山雅文ほか. 塩酸リトドリンによる切迫早産治療中に胎児心房粗動を認めた 1 例. 産婦治療. 1997; 75: 107-11.

26) Osumi K, Suga K, Suzue M, et al. Neonatal rebound hyperkalemia associated with ritodrine alone: a case report. BMC Pediatr. 2021; 21: 370.

27) Musci Jr MN, Abbasi S, Otis C, et al. Prolonged fetal ritodrine exposure and immediate neonatal outcome. J Perinatol. 1988; 8: 27-32.

Chapter 3

エビデンスはどうなっているだろう

　この章では，「早産の頻度はどのくらいか」，「子宮頚管長の測定の有用性は」，「早産予防用ペッサリーの効果は」，「リトドリン塩酸塩による切迫早産の治療効果は」，「リトドリン塩酸塩以外のトコライシス薬はどうか」，「早産予防のための安静にはエビデンスがあるか」の6項目について，おもな18の文献を選んで解説し，エビデンスを検討いたします．

1. 早産の頻度はどのくらいか

(1) 世界で年間およそ1,300万件の早産があり，全出生の9.6%にあたる．そのなかで80万人の早産児が生後1年以内で死亡している[1]．地域別でみると早産率がもっとも高かったのはアフリカと北米で（全出産数のそれぞれ11.9%と10.6%），もっとも低かったのはヨーロッパ（6.2%）であった．地域によって異なる早産率はそれぞれのリスク因子による．北米では出産する女性の年齢が高く母体合併症や帝王切開が増加していること，不妊治療の結果多胎妊娠が増加していること，医学的な適応による早産が増えていることなどが関係している．一方，アフリカで早産が多いのは，子宮内感染や栄養

状態が原因であるかもしれない.

(2) 2014年の世界全体での推定早産率は10.6%であり,早産数は1,484万人であった[2]. これらの早産のうち1,200万人がアジアとサハラ以南のアフリカで発生した. 早産率が増加している国も減少している国もあるが,世界的には2000年が9.8%であり増加傾向にある. 早産率の高いベストスリーはバングラデシュ19.1%,タンザニア16.6%,インド13.6%であり,アメリカは9.6%,ヨーロッパは8.7%であった(いずれも2014年).

(3) 日本における妊娠36週までの早産の割合は,1980年が4.1%,1990年が4.5%,2000年が5.4%,2010年が5.7%と漸増してきたが,それ以降は5.5〜5.7%で横ばいとなり,2020年は5.5%という値であった[3]. ここ10数年間の早産率はほぼ一定となっている.

世界的にみれば早産率は全分娩の10%前後であり,アジアとサハラ以南のアフリカでとくに多く発生しています. 一方,先進国ではアメリカが10%前後と高めですが,それ以外の欧米諸国では10%未満の頻度であり,日本はそのなかでは低いほうとなっています. ちなみにEU諸国をみると,フランス,アイルランド,スウェーデン,フィンランド,バルト三国などはいずれも早産率が6.5%以下を示しており[4],日本とほぼ同レベルです.

一般に早産を増やすリスクとして,栄養状態や衛生環境などの社会的要因,貧富の差などの経済的要因,国民の教育水準などがあげられており,先進諸国,とくに日本で早産率が低いのはそういった要因が関係している

JCOPY 498-16056

と考えられます．また日本では，ほとんどの妊婦にたいして妊娠初期に超音波検査がなされるため予定日の推定が正確であり，早産および過期産の両方の比率が低いことが知られています．日本の早産率が低いことを，切迫早産にたいする長期入院安静とリトドリン塩酸塩の長期持続投与と結びつける説も一部でなされていますが，これは交絡因子が多すぎて因果関係としては成り立ちがたいでしょう．もしこういった日本独特の切迫早産管理を検討するならば，やはりランダム化比較試験が必要となります．

2. 子宮頸管長の測定の有用性は

(4) 2019 年のコクランレビュー[5] では，無症状の一般の妊婦（双胎もふくむ）に経腟超音波によって頸管長のスクリーニングをおこなっても，早産の予防には関係ないとされている．ただし限られたエビデンスではあるが，「切迫早産」の妊婦にたいして頸管長を測定すると，まったく測定しない群よりも妊娠期間を 4 日間延長できると示唆している．切迫早産のようなハイリスクの妊婦の管理には頸管長が有用のようだが，今後は費用対効果分析をふくめた母体と児の予後について検討していく必要がある．

(5) 早産管理の臨床ガイドラインではいくつかの治療が推奨されているが，世界の複数のガイドラインを調べて，国際的なコンセンサスをあきらかにした[6]．2013 年 7 月の段階での 16 のガイドラインを対象にして解析した結果，リスクのない一般妊婦にたいする子宮頸管

長スクリーニングについては，言及されていないものが8つ，否定的なものが6つ，推奨しているものが2つであった．子宮頚管長スクリーニングを推奨していたのはミシガン大学における臨床ガイドライン[7]と日本の産科ガイドライン[8]である．国際的な臨床ガイドラインは，早産を予防するためのいくつかの介入の有効性についてコンセンサスがあるが，頚管長スクリーニングは否定的である．

(6) ミシガン大学の臨床ガイドライン[7]では，妊娠18〜20週の時期にローリスクの全妊婦にたいして子宮頚管長をスクリーニングし，頚管長が20mm以下に短縮している例にはプロゲステロン療法をおこなうことを推奨している．プロゲステロン粉末200mgを就寝時に腟内に投与するか，プロゲステロン8％ゲル（90mg）を毎朝腟内に投与する．これによって早産のリスクをさげることができるとしている．

経腟超音波による子宮頚管長の測定は，早発陣痛をおこしている切迫早産や早産リスクの高いケースでは，その後の管理に有用であり妊娠延長も期待できるが，症状がないまったくローリスクの妊婦にスクリーニングとしておこなうことには意味がないというのが，現在のコンセンサスになっています．しかし日本での産科ガイドライン[8]では，「全妊婦を対象として，妊娠18〜24週頃に経腟超音波検査にて子宮頚管長を測定する」とあり，C（実施することが考慮される）という評価です．

奇妙なのは産科ガイドラインの解説で，「切迫早産における頚管長測定に関するシステマティックレビュー」としてあげられるのが上記（5）の文献です．これはRCTの論文のシステマティックレビューではなく，世

JCOPY 498-16056

界の臨床ガイドライン16を分析し解析している論文です．そのなかで全妊婦にスクリーニングとして頚管長計測を推奨しているガイドラインはふたつしかなく，日本のほかにミシガン大学のものがあるだけです．

　ミシガン大学のガイドラインでは，頚管長スクリーニングによってみつかった20 mm以下の頚管長短縮はプロゲステロン投与とセットになっており，そのプロトコールにより早産の頻度をさげようとするひとつの試みです．ところが日本の産科ガイドラインでは頚管長スクリーニングだけが推奨されており，短縮例がみつかったときどうするか，すなわちなんのための頚管長測定かがはっきりしません．さらにそういったスクリーニングをおこなうための論拠として上記の文献[5]があげられていますが，これはミシガンの実験的なプロトコールのほか，日本のガイドラインでの推奨があるからという意味になります．かんたんにいえば「日本で推奨しているから日本でも推奨する」という単なる循環論法になっています．

　妊娠中期の経腟超音波による頚管長スクリーニングにはエビデンスがほとんどないので，さすがの日本の産科ガイドラインでも推奨度C（実施することが考慮される）になっています．しかし欧米ではどうかすこしくわしくみてみると[6]，プロゲステロンによる早産予防を試みているミシガン大学をのぞけば，頚管長スクリーニングについて，エビデンスがないため言及していないものが7つ，エビデンスが不十分としているものが2つ，するべきでないとはっきり記載しているものが4つです．

　なぜスクリーニングをしてはいけないかというと，それによって切迫早産の過剰診断が生じ，長期入院や不必要な薬剤投与といったデメリットが生じるからです．これは日本で産科医療しているわれわれならばすぐ納得

できることでしょう．頚管長の短縮のため意味もなく長期安静臥床を強いられている妊婦さんはすくなくないはずです．だから妊娠中期の頚管長スクリーニングは「実施することが考慮される」ではなく，害をなすことがあるため「実施するべきではない」とするべきでしょう．

3. 早産予防用ペッサリーの効果は

　早産予防用ペッサリー（Dr. Arabin Pessary）の効果を検討した RCT はいくつかなされており，有効であったという報告と有意差がなかったという報告が拮抗しています．ただし臨床的に問題のある副作用はなかったという点ではいずれも一致しているようです．以下には最近発表されたみっつのメタアナリシスの論文を紹介します．

(7) 2019 年の Pérez-López ら[9]は，妊娠 22〜24 週で子宮頚管が 25 mm 以下に短縮した単胎妊婦 1,612 人を対象とした 3 つの RCT をメタアナリシスした．妊娠 37 週未満での自然早産はペッサリー装着群で有意に低かった（RR 0.46, 95% CI 0.28〜0.77）．ペッサリーの装着は腟分泌物との関係が高かった（RR 2.05, 95% CI 0.16〜0.66）．

(8) おなじ年に発表された Conde-Agudelo ら[10]は，対象を頚管短縮や多胎妊娠など無症状のハイリスク群とし，対照群をペッサリー非使用群やプロゲステロン治療群とする 12 件の RCT（妊婦 4,687 人）に広げてメタアナリシスをおこなった．その結果，妊娠 37 週未満の早産，32 週未満の早産，28 週未満の早産のいずれにも有意差は

JCOPY 498-16056

なかった.

(9) 2022 年のコクランシステマティックレビュー[11] では, ペッサリー
使用群と非使用群との比較（5 つの RCT, 1,830 人）, ペッサリー使
用群とプロゲステロン治療群（3 つの RCT, 1,126 人）, ペッサリー
使用群と頚管縫縮術群（ひとつの RCT, 13 人）に分けて解析した.
頚管ペッサリーの使用は, 非使用群にたいしてもプロゲステロン治
療群にたいしても, 妊娠 34 週未満の早産を減少させる傾向があっ
たが有意差はなかった. 頚管縫縮術との比較は対象がすくなくて不
明であった. 頚管ペッサリーの使用は早産リスクを減少させる可能
性はあるが, 有効性の評価は慎重にみていく必要がある.

このように早産予防用ペッサリーの有効性についてはいまだ意見のわか
れるところであり, 今後のさらなる検討が望まれます. 対象を多胎などで
はなく単胎に限れば早産減少の効果が期待できるかもしれません.

切迫早産にたいする Dr. Arabin Pessary の使用は, しかし臨床上はと
ても使い出があると感じています. 切迫早産で搬送されてきた妊婦につい
て, リトドリン塩酸塩持続投与を中止して子宮収縮がおさまったのち, 退
院させようとして困るのが子宮頚管の短縮しているケースです. 早産を予
防する効果が 100 ％保証されているわけではありませんが, 子宮頚管に
ペッサリーを装着することで本人にもわれわれ医療者にも安心感が生ま
れ, 安心して退院, 外来管理できるようになります. ショートトコライシ
スと早産予防用ペッサリーの併用は検討対象のひとつになるでしょう.

4. リトドリン塩酸塩による切迫早産の治療効果は

(10) 1992 年という比較的早い時期にカナダでおこなわれた良質の RCT の報告[12]．リトドリン塩酸塩は分娩を 24〜48 時間遅らせるかもしれないが，満期まで延長させ早産を減らす効果はない．周産期死亡や出生体重も差がなく，出生児の予後を変えなかった．708 例（双胎 63 例）にたいする RCT であり，妊娠 20〜23 週，24〜27 週，28〜31 週，32〜35 週の 4 群をくらべたところ，リトドリン塩酸塩は 24 時間以内，または 48 時間以内の分娩を有意に減少させた．しかし児死亡率，妊娠 37 週未満の早産率，2,500 g 未満の低出生体重児の出生率，新生児罹患率に有意差はなかった．生後 18 か月時点でも差はなかった．

(11) 最新のコクランシステマティックレビュー[13] では 12 の RCT，1,367 人の女性が対象となり，リトドリン塩酸塩をふくむ β 刺激薬投与群とプラシーボ群が比較された．β 刺激薬は，48 時間以内に産まれる早産女性の数を減少させた（RR 0.68, 95％ CI 0.53〜0.88）．7 日以内の分娩数の減少（RR 0.80, 95％ CI 0.65〜0.98）が認められたが，妊娠 37 週未満の早産の数は減少しなかった（RR 0.95, 95％ CI 0.88〜1.03）．周産期死亡，新生児死亡は β 刺激薬投与によって変わらなかった．出生した児の呼吸窮迫症候群，脳性麻痺，乳児死亡，壊死性腸炎といった転帰にも有意差はなかった．β 刺激薬の投与は，副作用による治療の中止のほか，妊婦における胸痛，呼吸困難，動悸振戦，頭痛，低カリウム血症，高血糖，

JCOPY 498-16056

嘔気嘔吐，および胎児における頻脈を引きおこした．著者らの結論として，β刺激薬は分娩を多少遅らせるので，その時間で妊婦を高次周産期医療施設に移送し，出生前ステロイド投与を完了させることができるかもしれない，しかし重篤な副作用があることに注意すべきであるというものだった．

(12) β刺激薬の経口投与の有効性について，11件の RCT をメタアナリシスした[14]．プラセボ群と比較して早産は減少しなかった（RR 1.08, 95% CI 0.88〜1.32）．出生児の NICU への入院率は変わらなかった（RR 1.29, 95% CI 0.64〜2.60）．周産期死亡，新生児の罹患率も減少しなかった．内服薬はおもにリトドリンとテルブタリンであったが，経口投与には有効性が認められなかった．

日本で切迫早産治療薬として認可されているのはリトドリン塩酸塩と硫酸マグネシウムのふたつであり，リトドリン塩酸塩が第一選択となることが多いでしょう．欧米での 48 時間以内の投与とは異なって，日本では低用量持続投与法が一般的であり，多くの妊婦さんが長期間の入院安静臥床を強いられています．世界的にもほぼ日本だけでおこなわれているこのリトドリン長期投与にほんとうに妊娠延長の効果があるのかは，上記のメタアナリシスの結果をみるかぎり疑問です．

上記のシステマティックレビューの結果などもふくめて，現在の世界的なコンセンサスは以下の点にまとめられます．
① リトドリン塩酸塩の経静脈投与は 48 時間まで，ないしは 7 日間の早産率を有意に低下させる
② リトドリン塩酸塩により多少の妊娠延長が認められても，新生児の

予後（罹患率および死亡率）には差がない

③ 経口投与には早産予防効果はない

④ リトドリン塩酸塩には母体死亡をふくむ重篤な副作用があり注意が
必要である

⑤ この 48 時間の妊娠延長で母体にステロイドを投与し，高次周産期セ
ンターに母体搬送をおこなう．

5. リトドリン塩酸塩以外のトコライシス薬はどうか

(13) それではリトドリン塩酸塩など β 刺激薬以外のトコライシスの効
果はどうだろうか．2002 年のコクランレビュー[15] では，切迫早産
にたいする硫酸マグネシウムの RCT をメタアナリシスしたが，
分娩をおくらせたり早産を予防する効果はなく，むしろ乳児死亡
を増加させることがあきらかになっている．9 つの RCT，881 人
の妊婦を対象にした検討では硫酸マグネシウムを使用しても 48 時
間以内の分娩率は変わらなかった（RR 0.85, 95% CI 0.58〜1.25）．
妊娠 37 週未満の早産も，妊娠 34 週未満の早産も減少しなかった．
その一方で胎児死亡，小児死亡は増加した（RR 2.82, 95% CI 1.20
〜6.62）．修正 18 か月における脳性麻痺に有意差はなかった（RR
0.14, 95% CI 0.01〜2.60）．

(14) 切迫早産の最初の 48 時間を初回投与のトコライシスで妊娠延長し
たあと，硫酸マグネシウムの長期維持療法が早産を予防する効果

JCOPY 498-16056

を検討した[16]．4つの RCT，422 人の妊婦を対象としたが，早産率や周産期死亡率には差を認めなかった．

(15) 切迫早産にたいする収縮抑制を目的とした場合，カルシウムブロッカーは β 刺激薬よりも望ましかった[17]．12 件の RCT（1,029例）をメタアナリシスした．カルシウムブロッカーを使用した場合，β 刺激薬を使用した場合にくらべて，7 日以内の分娩を減少させ（RR 0.76, 95% CI 0.60〜0.97），妊娠 34 週未満の早産を減少させた（RR 0.83, 95% CI 0.69〜0.99）．また母体が薬剤副作用のために治療を要する率を減少させ（RR 0.63, 95% CI 0.05〜0.36），新生児呼吸窮迫症候群を減少させ（RR 0.21, 95% CI 0.05〜0.96），脳室内出血を減少させ（RR 0.59, 95% CI 0.36〜0.98），新生児黄疸を減少させた（RR 0.73, 95% CI 0.57〜0.93）．

(16) 未破水の切迫早産にたいし抗菌薬を予防的に投与しても，新生児の予後にたいするあきらかな利益は示されず，むしろ新生児死亡の増加が懸念されたという論文がある[18]．11 件の RCT（7,428 例）をメタアナリシスしたところ，未破水の切迫早産にたいし予防的に抗菌薬を投与したところ，投与しなかったときと比較し母体感染症は減少した（RR 0.74, 95% CI 0.64〜0.87）が，胎児死亡には有意差はなかった（RR 0.72, 95% CI 0.42〜1.25）．新生児死亡も有意差はなかったが増加する傾向を示した（RR 1.52, 95% CI 0.42〜1.25）．

　硫酸マグネシウムは，短期投与，長期維持投与のいずれにも早産予防の効果はないようです．一方カルシウムブロッカーは，日本では切迫早産に

たいする適応は認められていませんが，リトドリン塩酸塩と同等かそれ以上の早産減少効果が期待されます．未破水の切迫早産にたいする抗生剤の投与は早産予防や新生児予後には影響せず，むしろ新生児死亡の増加が懸念されるため注意が必要です．

6. 早産予防のための安静にはエビデンスがあるか

(17) 早産リスクの高い妊婦において，入院あるいは自宅での安静が早産予防に有効であるかの 2 件の無作為化比較試験（RCT）をシステマティックレビューしたが，特に有意差はなかった[19]．病院あるいは自宅での安静指示は，切迫早産治療の第一段階として広く行われているが，この方法が有益であるという積極的なエビデンスはなかった．安静が妊産婦とその家族におよぼす可能性のあるデメリットや，医療コスト増大を考えあわせると，医療者は患者に安易に安静を指示することについては慎重になるべきであると筆者らは結論している．

(18) 米国のある州で，すくなくとも 3 週間以上のベッド上安静を指導されたハイリスク妊婦 12 人を対象に，その経験についてくわしい聞きとり調査がおこなわれた[20]．そこであきらかにされたのは，ハイリスク妊娠の認識，ベッド上安静の認識，時間と動きの制限の経験のみっつの内容であった．妊婦たちは，ベッド上安静体験から生じる身体的，精神的，家族的，経済的な苦難のレベルが高

いことを訴えた．安静を受けいれるためには，十分な経済的余裕があること，健康保険に加入していること，家の仕事をかわっておこなってくれる親族がいることが条件であった．ベッド上安静の有効性は証明されておらず，妊婦やその家族に深刻なデメリットを可能性があることを考慮すれば，ルーチンでおこなわれる安静指示は見直すべきであると筆者は指摘している．

切迫早産のときはあまり動かないほうがいい，ベッドのうえで安静にしておくべきだというのは，これまであたりまえの常識のように思われてきました．産科学の多くの教科書にもそのように書かれてきており，わたしたちは安静の必要性について疑うことなどなく，切迫早産の妊婦さんたちに治療の第一歩としてそのように指導してきました．ハイリスク妊婦にベッド上安静が求められたのは洋の東西を問わないようです．1994年の報告[21]によるとアメリカの全妊婦の20％くらいにベッド上安静が指示されていたとのことです．

しかし近年では妊婦さんの安静の必要性については大幅に見直されています．すなわちベッド上安静が早産予防に有効であるというエビデンスははっきりせず，その一方で，安静には静脈血栓症や筋萎縮，心血管系の機能低下をひきおこすデメリットがあります．また妊婦さんやその家族にとっておおきなストレスとなり，妊娠にたいするアンビバレントな感情や自責の念をひきおこすことも知られています．この点を医療側も治療を受ける妊婦さん側もよくよく理解したうえで，今後どのように指導していけばいいかを考えていく必要があります．

参考文献

1）Beck S, Wojdyla D, Say L, et al. The worldwide incidence of preterm birth: a systemic review of maternal mortality and morbidity. Bull World Health Organ. 2010; 88: 31-8.

2）Chawanpaiboon S, Vogel JP, Moller AB, et al. Global, regional, and national estimates of levels of preterm birth in 2014: a systematic review and modelling analysis. Lancet Glob Health. 2019; 7: e37-e46.

3）母子衛生研究会，編集協力．母子保健の主なる統計．東京：母子衛生研究会；2022．p.49.

4）Schleußner E. Drohende Frühgeburt-Prävention, Diagnostik und Therapie. Dtsch Arztebl Int. 2013; 110: 227-36.

5）Berghella V, Saccone G. Cervical assessment by ultrasound for preventing preterm delivery. Cochrane Database Syst Rev. 2019; 9: CD007235.

6）Medley N, Poljak B, Mammarella S, et al. Clinical guidelines for prevention and management of preterm birth: a systematic review. BJOG. 2018; 125: 1361-9.

7）University of Michigan Health. Clinical Care Guidelines. https://www.uofmhealth.org/provider/clinical-care-guidelines

8）日本産科婦人科学会，日本産婦人科医会，編．産婦人科診療ガイドライン産科編2023．東京：日本産科婦人科学会；2023．p.140.

9）Pérez-López FR, Chedraui P, Pérez-Roncero GR, et al. Effectiveness of the cervical pessary for the prevention of preterm birth in singleton pregnancies with a short cervix: a meta-analysis of randomized trials. Arch Gynecol Obstet. 2019; 299: 1215-31.

10）Conde-Agudelo A, Romero R, Nicolaides KH. Cervical pessary to prevent preterm birth in asymptomatic high-risk women: a systematic review and meta-analysis. Am J Obstet Gynecol. 2020; 223: 42-65 e2.

11）Abdel-Aleem H, Shaaban OM, Abdel-Aleem MA, et al. Cervical pessary for preventing preterm birth in singleton pregnancies. Cochrane Database Syst Rev. 2022; 12: CD014508.

12）The Canadian Preterm Labor Investigators Group. Treatment of preterm labor with the beta-adrenergic agonist ritodrine. N Engl J Med. 1992; 327: 308-12.

13）Neilson JP, West HM, Dowswell T. Betamimetics for inhibiting preterm labour. Cochrane Database Syst Rev. 2014; 2014: CD004352.

14）Dodd JM, Crowther CA, Dare MR, et al. Oral betamimetics for maintenance therapy after threatened preterm labour. Cochrane Database Syst Rev. 2006; 25: CD003927.

15）Crowther CA, Hiller JE, Doyle LW. Magnesium sulphate for preventing preterm

JCOPY 498-16056

birth in threatened preterm labour. Cochrane Database Syst Rev. 2002; CD001060.

16) Han S, Crowther CA, Moore V. Magnesium maintenance therapy for preventing preterm birth after threatened preterm labour. Cochrane Database Syst Rev. 2013; 2013: CD000940.

17) Flenady V, Wojcieszek AM, Papatsonis DN, et al. Calcium channel blockers for inhibiting preterm labour and birth. Cochrane Database Syst Rev. 2014; 2014: CD002255.

18) King J, Flenady V. Prophylactic antibiotics for inhibiting preterm labour with intact membranes. Cochrane Database Syst Rev. 2002; CD000246.

19) Sosa CG, Althabe F, Belizán JM, et al. Bed rest in singleton pregnancies for preventing preterm birth. Cochrane Database Syst Rev. 2015; 2015: CD003581.

20) Schroeder CA. Women's experience of bed rest in high-risk pregnancy. Image J Nurs Sch. 1996; 28: 253-8.

21) Goldenberg RL, Cliver SP, Bronstein J, et al. Bed rest in pregnancy. Obstet Gynecol. 1994; 84: 131-6.

これまでの経験と
めざすべき治療の実際

1. わたしの個人的な経験

1 リトドリン塩酸塩とのつきあい

　わたしが医学部を卒業したのは 1986 年 3 月. ウテメリン®（リトドリン塩酸塩，当時の一般名は塩酸リトドリン）が発売されたのは 1986 年 8 月なので，ほとんどわたしの産科医としての歴史に重なっています. それでもリトドリン発売までの数か月は，本来は喘息治療薬であるテルブタリンを病棟で適応外使用していたのをよく覚えています. 発売後は薬事承認されたウテメリン®にすべて切りかわったわけですが，動悸や振戦といった副作用はテルブタリンよりもむしろ強いという印象をもちました.

　それでも期待していた新薬ということで，切迫早産妊婦にはずいぶん使用しました. 作用機序や使用法などについてもだいぶ勉強した記憶がありますが，それらのほとんどはメーカー提供の資料によってだった気がします. いま考えると子宮収縮を止めるためにだいぶ無茶な使いかたもしました. リトドリン塩酸塩の欧米での使用量の上限は 400 μg/min ということですが，国内での上限である 200 μg/min をはるかにこえる 450 μg/min を投与して，「早産を防いだ」という症例報告を地方会でおこなったくらい

です[1]．

　リトドリン塩酸塩発売後10年間くらいはなんの疑いもなく使っていて，幸いにもそのあいだに重篤な副作用を経験しないですみました．切迫早産にたいする国内での一般的な対処法，すなわち入院安静およびリトドリン塩酸塩の長期持続投与をおこなっていたわけです．しかし1990年代にはいると，母体の心血管合併症や肺水腫による死亡例といった重篤な副作用の報告が相つぐようになり，米国では1998年に製薬会社が市場から自発的に撤退しています[2]．そういったニュースが日本に入ってくると，わたしもリトドリン塩酸塩の長期使用についてすこしずつ懐疑の念をもつようになりました．

　2000年すぎたころからリトドリン塩酸塩の長期持続投与の廃止を，当時勤務していた大学病院や市中病院ですこしずつ試みはじめました．毎日の回診のたびにリトドリンをすこしずつ減量し，$50\,\mu g/min$ になっても子宮収縮が増強しなければ抜去するというやりかたでした．これでリトドリン塩酸塩の病棟全体の使用量や，長期持続投与をする妊婦さんの数をだいぶ減らすことはできたのですが，夜間に子宮収縮の増強を訴えられたりすると，当直医も病棟スタッフも安易に投与を再開したり増量したりすることがしばしばで，リトドリンの中止を徹底することはなかなかできませんでした．

　またある地方の大学病院で数年働いたことがあったのですが，そこではリトドリン塩酸塩を中止するという問題意識そのものが存在せず，わたしはひとかたならぬショックを覚えました．すなわち切迫早産で入院してきたら，リトドリン塩酸塩の持続点滴をはじめて，子宮収縮の症状にかかわ

らず妊娠 37 週になるまでずっと続けるわけです．ここでも長期入院臥床
とリトドリン塩酸塩持続投与からの離脱を試みたのですが，同僚の医師よ
りもむしろ病棟スタッフからの強い抵抗があって早々に断念したという経
験をしました．

　現在の宮城県立こども病院に 2010 年に赴任してきた当初から，リトド
リン塩酸塩をなるべく使わない方針できました．当院の切迫早産患者はほ
ぼ 100％が他院からの母体搬送であり，ほとんど妊婦さんがリトドリンを
点滴投与されながら転院してきます．なかには子宮収縮が著明なひともい
て，なかなかリトドリンを完全に中止することができずにいました．それ
が現在のようにリトドリンをまったく使わなくなったのは，レトシバンと
いうあたらしい薬のグローバル治験に参加した 2016 年からです．

2　オキシトシン受容体拮抗薬レトシバンの経験

　オキシトシン受容体拮抗薬には，従来からヨーロッパで広く使われてき
たペプチド型のアトシバンと，あたらしく開発されたノンペプチド型のレ
トシバンがあります．アトシバンの有効性は β 刺激薬やカルシウムブロッ
カーとほぼ同様といわれていますが，副作用がほとんどないのが非常に特
徴的です．一方レトシバンは，北米での第 2 相試験で 8 日間の妊娠延長
効果にくわえて，出生児の予後自体の改善も示唆されました．このレトシ
バンの妊娠延長効果，予後改善効果はこれまでの治療薬が成し得なかった
ものであり，臨床に実用化されれば世界の切迫早産治療のスタンダードを
大きく変化させることが期待されました．

　下垂体後葉から分泌されるオキシトシンは，オキシトシン受容体を活性

JCOPY 498-16056

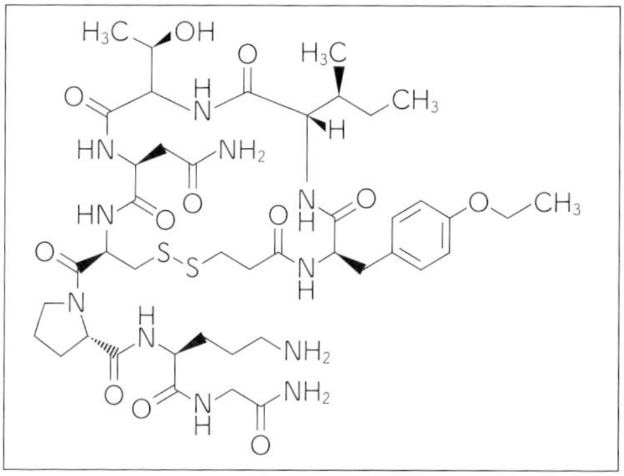

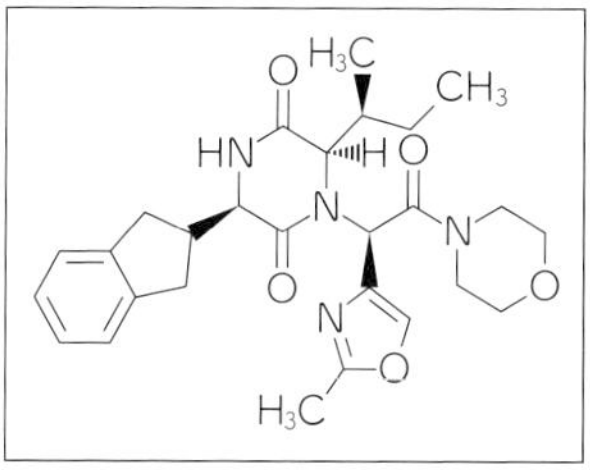

図 4-1 【左】アトシバンの化学構造式（C43H67N11O12S2）. 9 つのアミノ酸からなるペプチドとなっている.
【右】レトシバンの化学構造式（C27H34N4O5）. 2 つのアミノ酸がペプチド結合し内環化した構造をとる（ジケトピペラジン）

化させることにより子宮筋の細胞内 Ca の増加やプロスタグランディンの産生を高め, 筋膜の収縮を引きおこします. この受容体をブロックすることによって早産を予防しようとするのがオキシトシン受容体拮抗薬（アンタゴニスト）であり, ペプチド型のアトシバンは欧州でトコライシスにひろくつかわれています. 一方, ノンペプチド型のレトシバンは血中で比較的安定であり, オキシトシン受容体への選択性も高いとされる薬です（図4-1）.

　アトシバンのほうは 1994 年にトコライシス薬として開発され, 2000 年に EU で承認となり発売されました. 現在では米国や日本をのぞく世界 67 か国で使用されています. 米国 FDA がアトシバンを認可しなかったのは, 妊娠延長効果でβ刺激薬やカルシウムブロッカーと差を認めなかったことと, 新生児の転帰を改善しなかったためといわれています. 日本でもアトシバンの臨床治験が計画されたことがありますが, なぜか第 2 相試

験の途中で中止されたとのことです．その理由ははっきりしませんが，
FDA が認可しなかったことが影響したのかもしれません．

　2016 年から開始されたレトシバンの日米欧三極でのグローバル治験に
当院も参加しました．切迫早産の妊婦をランダムに 2 群にわけ，一方に
レトシバン点滴を，他方にプラセボの生理食塩水を投与するダブルブラ
インドのランダム化比較試験（RCT）でした[3]．当院での治験対象者はほ
とんどが母体搬送されてきたアクティブな切迫早産妊婦でしたが，イン
フォームドコンセントをとったあと，リトドリン塩酸塩を中止してレト
シバンないしはプラセボの投与を開始することになります．半数の妊婦には
プラセボである生理食塩水の点滴になるわけですから，最初はどうなるこ
とかと緊張しました．

　グローバル治験が打ちきられるまでの半年弱のあいだに，当院では 7 例
の妊婦さんの登録をおこないました（これは世界でももっとも多い登録症
例数でした）．実際に治験をおこなったどの症例でも，リトドリン中止後
に陣痛が強くなり早産になることはありませんでした．半数は単なる生食
の投与だったはずにもかかわらずです．母体搬送例の多くはもともと搬送
元施設で一定期間のリトドリンの投与を受けていましたので，48 時間以
上の投与を受けた例ではすでにトコライシスの効果はなくなっていたと考
えるしかありませんでした．

　グローバル治験がとつぜん打ちきりになったのは，有効性がなかったと
か重大な副作用がみつかったからというわけでなく，製薬メーカーの社内
事情の問題によるものでした．レトシバンにたいするわたしたちの事前の
期待は大きかったため非常に残念で無念な思いをしました．その一方で，

JCOPY 498-16056

長期投与されている子宮収縮抑制剤を中止しても陣痛が増強し早産にいたることはほとんどないという確信が得ることができました．それからはリトドリンを終了する際にすこしずつ減量することはせずに，一気に中止するようになりました．なお中止になった臨床試験の結果は，数が少なくて両群間に有意差はでませんでしたが，レトシバンによる妊娠延長の傾向はみとめられたという結論で，2021年に論文化されています[4]．

　現在の子宮収縮抑制薬の長期持続投与は，多くの産科医にとっては医者になったときからすでにおこなわれてきた慣習であり，このようなグローバル治療に参加するといった機会がなければ，全面的にそれを中止することはなかなかできなかったと思います．その意味で非常に貴重な経験であり，切迫早産にたいするいまの治療法に踏みこむのにいいきっかけとなりました．

2. めざすべき切迫早産の治療はどのようなものか

1　切迫早産の診断とトコライシスの開始

　妊娠36週以前の子宮収縮には病的なもの（早発陣痛）とそうでないもの（偽陣痛）が存在し，正常の妊娠でも1時間に何回かの子宮収縮を認めることはめずらしくありません．頻回の子宮収縮を認めるときには，今後早産にいたる可能性があるかどうかを慎重にみきわめる必要があります．「切迫早産」はあくまでも頻回の子宮収縮を認め，それにともない内診所見の進行をともなうものですが，しかしわが国では頻回の子宮収縮のみで

切迫早産と判断し，子宮収縮抑制剤の投与がはじめられることがよくあります．

　すこし古い研究[5]になりますが，頻繁な子宮収縮を認め子宮口が3センチ未満だった妊婦さんにたいして，すぐにリトドリン塩酸塩の点滴投与を開始した群と，子宮口開大所見の変化を確認してから点滴を開始した群を比較したところ，両者のあいだに妊娠の転帰に差を認めませんでした．真の切迫早産の診断を確実にするために，内診所見の変化を待ってからリトドリン塩酸塩の投与を開始しても，トコライシスの有効性は変わらなかったということです．

　リトドリン塩酸塩の投与をはじめるときは，真の切迫早産であることをみきわめて慎重におこなうべきです．頻繁な子宮収縮の自覚症状だけで安易に点滴開始すべきではなく，経時的な内診所見の進行を確認してから治療開始しても，その後の予後にとくに変わりはありません．偽陣痛といったほんとうは切迫早産ではないケースにリトドリン塩酸塩の点滴をはじめても，自覚症状はかんたんにはよくなりませんから，一度開始したトコライシスはなかなか終了することができません．注意して過剰診断，過剰治療にならないように心がける必要があります．

2 ショートトコライシス

　リトドリン塩酸塩の妊娠延長効果はせいぜい48時間までであることと，投与によっても周産期死亡や呼吸窮迫症候群，脳室内出血といった児の予後は変わらないことの2点がエビデンスで示されています．だから一度開始したリトドリン塩酸塩の投与は48時間以内に中止すべきです

JCOPY 498-16056

（ショートトコライシス）．よくいわれるように，その延長した 48 時間で高次周産期センターに搬送することと，母体へのステロイド筋注をおこなうことになります．

　リトドリン塩酸塩持続点滴による妊娠延長によって児の予後は変わりませんが，母体ステロイド投与ができれば児の予後（呼吸窮迫症候群，脳室内出血，死亡率の減少など）は有意に改善します[6]．ステロイド投与の効果がもっとも高いのは投与終了後の 24 時間～7 日目までなので，数日以内の分娩が予想される場合はぜひおこなうべきであり，仮に投与して 24 時間以内の分娩となっても，やはり児の予後の改善効果が認められます[7]．

　リトドリン塩酸塩の持続点滴を終了するときは，量にかかわらず一度に中止します．妊娠週数が早い時期であれば，俗に「リバウンド」と称される張りかえしはおきません．一方興味深いことに，長期間の持続点滴ののちに妊娠 34～35 週以降に点滴を中止とすると，1 日くらいで自然に陣痛がはじまることがあります．だからリトドリン点滴を中止するのならば，なるべく早い時期が望ましいのです．

　ちなみに当院では，前医でリトドリン塩酸塩の持続点滴がなされてきた母体搬送例は，当院到着時に例外なく点滴を中止します．リトドリン塩酸塩の内服には有効性のエビデンスがないことから[8]，内服処方はいっさいしていません．

3 母体安静は不要である

切迫早産のときはあまり動かないほうがいい，ベッドのうえで安静にしておくべきだというのはこれまでの常識であり，早産予防のために病院や自宅での安静が広く推奨されてきました．これは，妊娠中の重労働や活発な身体活動が早産と関連しているという観察と，安静によって子宮筋の活動が低下するという推測に基づいています．しかし第3章でも論じたように，ベッド上安静が早産予防に有効であるというエビデンスは存在しません．2015年のコクランレビューでも「この方法が有益である証拠はない．むしろベッド上安静が妊婦や家族に及ぼすデメリットや医療コストの増大を引きおこすことを留意すべきである」と明確に否定されています[9]．

ベッド上安静が早産予防に有効というエビデンスがないことにくわえて，安静には静脈血栓症や筋萎縮，心血管系の機能低下をひきおこす副作用があることが知られています．こういったデメリットがあきらかになったため，2016年に米国産婦人科学会（ACOG）は，「いかなる妊婦の合併症であっても，妊娠中の活動制限や安静を日常的に推奨してはいけない」という勧告をだしました[10]．切迫早産においても当然のこと安静を「禁忌」としたわけです．

日本産科婦人科学会の姿勢はいまだにあいまいなままです．『診療ガイドライン産科編 2023』にはベッド上安静にかんする記述はなく，それをすすめているわけでも禁忌としているわけでもありません．いまでも多くの産科医は，切迫早産の妊婦さんにたいして入院安静臥床とリトドリン塩酸塩の長期持続投与をおこなうか，外来で診療していく場合もリトドリン塩酸塩の内服と自宅安静を指示しています．おそらくほとんどの産科医が

JCOPY 498-16056

依然として安静が重要と信じているのかもしれませんね.

くりかえしますが, ベッド上安静にはエビデンスが存在せず, むしろ血栓をつくったり生活の質を悪くするデメリットがあります. 妊婦さんや家族の心理的ストレスや医療費のことを考えると, 切迫早産に安静を指示してはいけないというのが世界的な常識になっています. この点を医療側も治療を受ける妊婦さん側もよくよく知っておくことがたいせつだと思います.

4 早産予防用ペッサリーの使用

早産予防用ペッサリー (Dr. Arabin Pessary) (図 4-2) は, 1960 年代から欧州を中心に早産予防用として広く使われてきたものです. わが国でも避妊用ペッサリーとして医療機器承認されていますが, 早産予防用としてはいまのところ適応外となっています. コーン型の形状をしており, 上方部を先にして腟内に挿入し腟円蓋部にフィットさせます. 各種サイズがあり, シリコン製でやわらかいために挿入や抜去に大きな痛みはありません. 帯下が増える例は多いのですが, それ以外の副作用がおこることはまれです.

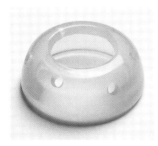

図 4-2 Dr. Arabin Pessary (早産予防用ペッサリー). シリコン製で, 各種サイズがある. 子宮脱治療として薬事承認されているが, 早産予防用としてはいまのところ適応外となっている

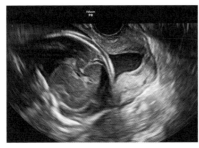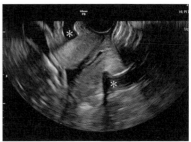

図 4-3 Dr. Arabin Pessary の挿入前と挿入後．【左】妊娠 23 週 4 日．切迫早産，頸管長短縮で当院に母体搬送時の経腟超音波像．頸管長 4 mm で funneling が著しい．【右】妊娠 25 週 1 日．Pessary 挿入後の子宮頸管像．頸管長はみかけ上 27 mm になっている．黒く抜けてみえるのが前後腟円蓋部のペッサリーである（＊）

　図 4-3 の左にみるような子宮頸管の短縮例が適応となります．この例では子宮頸管が funneling（漏斗状）になって子宮頸管長が 4 mm と短くなっていましたが，ペッサリーを装着して腟円蓋部にうまくはめると，右のようにペッサリーが腟円蓋から頸管を圧迫して頸管長を 27 mm に固定して維持されることになります．ただしここで頸管長が長くなるのは見かけ上のことであり，熟化進行した子宮頸管を組織的に未熟な状態にもどすわけではありません．早産予防用ペッサリーの効果を検討した RCT はいくつかあり，有効であったという報告と有意差がなかったという報告が拮抗しています．このようにペッサリーの有効性についてはいまだに議論があり，今後のさらなる検討が望まれます．

　切迫早産にたいするペッサリーの使用は，しかし臨床上とても使い手があると感じています．切迫早産で搬送されてきた妊婦について，リトドリン塩酸塩の投与を中止して子宮収縮がおさまったのち，外来管理に移行させようとして困るのが子宮頸管の短縮しているケースです．早産を予防す

JCOPY 498-16056

る効果が 100％保証されているわけではありませんが，子宮頚管にペッサリーをはめることによって本人にもわれわれ医療者にも安心感が生まれ，躊躇なく安心して退院させることができます．切迫早産の妊婦さんをなるべく退院させて管理することを目標とするとき，早産予防用ペッサリーはおおきな武器になるでしょう．

3. 当院における治療の実際

　ここではショートトコライシスとも呼びならわされる，リトドリン塩酸塩を短期間しか使わない切迫早産管理が実際にどうおこなわれているかを，症例報告形式で具体的にいくつか紹介したいと思います．ここまでなんども述べましたように，従来からおこなわれてきた長期持続投与は臨床的に意味がないだけなく，副作用のリスクを考えると廃止すべきなのはあきらかですが，実際にすぐにそれをするには心理的な抵抗感があるかもしれません．そこで当院の過去のある 2 か月間で経験した「切迫早産」のすべての症例をとりあげて，その経過をなるべくありのままに提示してみます．

1 症例 1

　34 歳 3 経産．近医クリニックで妊婦健診を受けていたが，妊娠 20 週 3 日に腹緊の訴えがあったためリトドリン塩酸塩の処方をおこなった．妊娠 24 週 0 日で症状改善したため内服を中止．妊娠 24 週 6 日に自宅で子宮収縮と出血がありクリニックを受診した．子宮頚管長が 20 mm のため切迫

早産の診断となり，外来でリトドリン塩酸塩 50 μg/min の点滴を開始し，そのまま当院に母体搬送された．

当院到着時にリトドリン点滴は中止した（点滴時間は計 2 時間）．当日と翌日は経過をみていたが，子宮収縮，出血といった症状はほぼ消失し，炎症所見も陰性であったので，妊娠 25 週 1 日に早産予防用ペッサリーを装着した（装着後の頚管長 15 mm）．妊娠 26 週 0 日に退院とし，その後は当院外来で管理した．その後妊娠 32 週 3 日に自宅で自然破水し，当院に再入院となった．当日と翌日に母体にステロイドを筋注し，妊娠 32 週 6 日に分娩誘発をおこないそのまま自然分娩となった．1,761 g 女児，Ap 7/8 で，酸素の投与のみで児のその後の経過は良好であった．

結果的に妊娠 32 週で自然破水して早産となった症例である．早産予防用ペッサリー装着して退院とせず，入院およびリトドリン塩酸塩を継続していたほうが長く妊娠継続していたかはわからない．

2 症例 2

27 歳 1 経産．前回は双胎妊娠だったが，妊娠 22 週で自然早産となり両児とも新生児死亡であった．今回は地元の総合病院で単胎の妊娠管理をおこない，妊娠 14 週でマクドナルド頚管縫縮術を施行した．妊娠 23 週 2 日で腹緊の自覚のため入院となり，リトドリン塩酸塩の点滴を開始した．その後リトドリンを増量して 200 μg/min となっても張りの自覚がおさまらないため，妊娠 27 週 6 日に当院に母体搬送となった．

当院到着時にリトドリン塩酸塩を半量に減量（100 μg/min）とし，24

JCOPY 498-16056

時間後には中止した（点滴期間は 4 週間と 5 日）．その当日と翌日に母体にステロイドを筋注した．子宮収縮の自覚症状はその後次第に消失した．縫縮糸から外子宮口まで 13 mm という頚管所見はずっと変わらなかった．妊娠 30 週 1 日で当院を退院し，その後は当院外来でフォローし，34 週をすぎたときに紹介前医に返して外来管理とした．妊娠 37 週 2 日に自然分娩となったと．

　通常であれば母体搬送後の 1 週間程度で退院，外来管理が可能であったが，前回の早産，新生児死亡の既往のため本人がナーバスになっていて，とくに希望があって妊娠 30 週までの入院継続となった．

3 症例 3

　29 歳初産．クリニックで妊婦健診中であったところ，妊娠 24 週 1 日で帯下に出血がまじるということで受診した．腟鏡診で胎胞突出がみえたため，リトドリン塩酸塩の点滴を開始しながら当院に母体搬送となった．

　当院到着時にリトドリン塩酸塩は中止（点滴時間は 1 時間ほど）．子宮収縮の自覚は 1 時間に 1 回程度．腟鏡診で胎胞が 3 cm ほどみえていたが突出はなかった，経腟超音波では funneling が著明で，頚管内に胎児の足がはいっていた．白血球は 13,800 と高めだが，CRP は 0.12 と陰性であった．搬送当日（妊娠 24 週 1 日）と翌日にステロイドを筋注した．子宮収縮はほとんどなかったが，胎児は骨盤位で下肢が胎胞内にはいっている状況のため，前期破水のリスクを考えて，妊娠 24 週 4 日に帝王切開をおこなった．625 g 男児，Ap 3/7 で出生し，日齢 116（修正 41 週 6 日）で無事に NICU を退院した．

こういった妊娠の早い時期に胎胞がみえ、そのなかに胎児の小部分があるときは、万が一前期破水をおこすと児にリスクが予想されるため、どの程度の妊娠延長をめざすかは非常に苦慮するところである。今回はリンデロン投与後 48 時間をすぎ、その効果がもっとも期待できるところで帝切にふみきった。

4 症例 4

25 歳 1 経産。クリニックで妊婦健診をおこなっていたが、夜間頻繁に子宮収縮の自覚があるということで、妊娠 26 週 0 日からリトドリン塩酸塩の内服をおこなっていた。妊娠 26 週 5 日に受診したところ経腟超音波で頚管長が 9 mm であったため、そのまま当院に母体搬送となった。

当院入院時に子宮収縮はほとんどなかったが、経腟超音波診で頚管長 6 ～7 mm 程度であり、内子宮口近辺に sludge（高輝度集塊像）が認められた。炎症症状はなかった。妊娠 27 週 3 日に早産予防用ペッサリーを装着し、頚管長は 15 mm くらいまで改善した。妊娠 31 週 1 日に退院し当院外来で管理した。妊娠 33 週 5 日の妊健時に頚管長 6 mm となっていたため、再度入院してみていくことになった。妊娠 36 週 6 日にペッサリーを抜去したところ子宮口 4 cm 開大していたが、予定どおり退院のうえ前医にお返しして分娩の方針とした。

この症例ではペッサリーが実際に満期までの妊娠延長に有効だったのか議論はわかれるところだろう。しかし妊娠 26 週で頚管長 6 ～7 mm、sludge ありの状態で入院しながら、退院して 2 週間余とはいえ自宅に返すことができたのは、ペッサリーが効いてみかけ上とはいえ頚管長が

15 mm あるという安心感が妊婦と医療者の双方にあったからといえる.

5 症例5

29歳1経産. 総合病院で妊健を受けていて, 妊娠25週ころより腹緊のためリトドリン塩酸塩処方を受けていた. 妊娠29週1日の妊健で頚管長16 mm となっていたため入院管理となり, 安静およびリトドリン塩酸塩の内服を続けていた. 妊娠32週1日に頚管長が8 mm くらいになったため, 当日当院に母体搬送となった.

当院入院時は頚管長9 mm で, 子宮収縮はほとんどなくリトドリン塩酸塩の内服を中止した. WBC 14,200, CRP 0.58 と軽い炎症所見を認めたため経過をみていたが, それがほぼ落ちついた妊娠33週0日に早産予防用ペッサリーを装着した. 妊娠33週6日に退院として当院外来管理とした. 妊娠36週まで当院外来でみたあとは前医に逆紹介の予定であった, しかし妊娠36週6日に外来でペッサリーを抜去したところ子宮口が5 cm まで開大しており, そのまま入院とし翌日分娩誘発を予定した. その日の夜に自然陣発しそのまま自然分娩となった (37週0日). 3,129 g男児, Ap 8/9であった.

6 症例6

35歳1経産. クリニックで妊婦健診していたが, 腹緊あるとのことで腟鏡診したところ, 胎胞が2 cm みえたために当院に母体搬送された. リトドリン塩酸塩の点滴はなし. 妊娠24週2日であった.

当院到着時もまったく同所見であり，展退して頸管がまったくない状態で，2 cm 程度の胎胞が突出していた．炎症所見はなく，子宮収縮もない状態であった．ペッサリーを装着する余地はまったくなく，いつ破水するか予測もむずかしかったため，そのまま入院し経過をみていくほかはなかった．子宮口の所見はゆっくりと進行し，妊娠 36 週 6 日の退院時は 5 〜 6 cm まで開大していた．家が遠いため，そのまま病院付属のマクドナルドハウスに移動し外来管理としていたが，妊娠 38 週 5 日に自然陣痛が発来しそのまま分娩となった．3,039 g 男児，Ap 3/9 であった．

7 症例 7

32 歳初産．総合病院で妊婦健診をおこなっていたが，妊娠 19 週 6 日で子宮頸管長 19 mm と短縮を認めたため，入院しリトドリン塩酸塩 50 μg/min の投与を開始した．子宮収縮はほとんどなかった．妊娠 23 週 3 日で頸管長 8 mm まで短縮したため，妊娠 23 週 6 日に当院に母体搬送された．

当院到着時にリトドリン塩酸塩を中止した（50 μg/min，投与期間 4 週間）．点滴を中止した直後は頻繁な子宮収縮を訴えたが，翌朝にはすっかり消失した．採血で炎症所見はなかったが，内子宮口の近くに認める sludge が消失するのを待って，妊娠 24 週 6 日に早産予防用ペッサリーを装着した．挿入後は頸管長が 10 mm 程度となり，妊娠 28 週 1 日に退院し外来フォローとした．妊娠 36 週 1 日の妊健でペッサリーを抜去し，あとは紹介元の病院での管理とした．

JCOPY 498-16056

8 症例8

28歳1経産. 一絨毛膜双胎. 総合病院で妊娠管理をおこなっていたが,妊娠16週2日で双胎間輸血症候群を疑い当院に紹介された. 来院時の頚管長は40mmだった. 妊娠19週1日に胎児鏡下レーザー手術をおこない, 妊娠20週4日に退院のうえ当院外来フォローとなった.

妊娠23週の妊健で頚管の開大と2～3cmほどの胎胞を認めたため, 管理のため再入院となった. 入院安静で経過をみていたが, 妊娠30週5日で6分ごとの子宮収縮が発来し, 白血球14,200, CRP 3.58の炎症所見を認めたため, 臨床的絨毛膜羊膜炎の疑いで帝王切開とした. それぞれ1,628g女児, 1,017g女児であり, 両児とも経過は良好であった.

9 症例9

36歳1経産. クリニックで妊娠管理中, 子宮収縮と頚管長短縮 (16mm) があり, 妊娠24週3日より入院してリトドリン塩酸塩の持続点滴 (50μg/min) を受けていた. その後子宮収縮がおちついてきたので, 妊娠29週1日に内服にきりかえられた. 子宮頚管長が16mmと短縮しており, 本人が個人的に早産予防用ペッサリー装着による管理を希望したため, 妊娠29週2日に退院し, 翌29週3日に当院を紹介され入院した. 入院の時点でリトドリンの内服は中止とした. 妊娠29週4日にペッサリーを装着し, 31週2日に当科を退院として外来管理となった. その後外来で1週間に1回程度みていき, 妊娠34週4日で前医に帰ることになった. ペッサリーは妊娠36週に前医で抜去となった.

子宮収縮はおさまったが頚管長が短いので入院継続が原則必要．ただし早産予防用ペッサリーという方法があり，それをおこなえば外来管理が可能となるかもしれないとの説明を前医で受けた結果，当院での加療を選択したものである．ペッサリーの装着のみであれば外来のみでの管理も可能であるため，今後こういったケースでは入院ではなく外来通院での対応でできることをめざしていきたい．

10 症例 10

36 歳 1 経産．近医クリニックで健診を受けていたが，妊娠 30 週 1 日に頻繁な子宮収縮を自覚したため，入院のうえリトドリン塩酸塩の点滴を 50 μg/min で開始した．妊娠 30 週 3 日には子宮収縮がなくなっていたが，少量の出血を認めたために当院に母体搬送となった．

当院到着時にリトドリン点滴を中止した．そのまま数時間経過をみていたところ徐々に子宮収縮が増強し，超音波で胎盤後血腫像と思われる所見を認めたため，同日に緊急帝王切開をおこなった．1,484 g 男児，Ap 6/8 で，NICU 入院後の経過は良好であった．胎盤の 2 か所に凝血塊の付着が認められ，常位胎盤早期剝離と考えられた．前医入院時の子宮収縮が早剝の結果であったのか原因であったのかははっきりしない．

われわれの産科は，胎児異常，遺伝疾患，重度発育遅延，一絨毛膜双胎といったハイリスク胎児を基本的に専門としています．しかし地域の高次周産期センターとして，一般病院から年間 100 件前後の母体搬送を受けており，そのおよそ半数が切迫早産のケースです．当院での切迫早産は院内

JCOPY 498-16056

の症例はなく，ほぼ全例が他院からの搬送例となります．ここではある任意の2か月間の切迫早産の症例をすべて取りあげて，その臨床経過を具体的に紹介しました．

　ここにあるように，搬送されて当院に到着した時点で，リトドリン塩酸塩の点滴はすべて中止としています．もちろんそのあとに帝王切開しなければならなかったケースもありますし，退院したあとに自然破水となったケースもあり，ショートトコライシスにすれば切迫早産がすべて解決するわけではないのはあたりまえのことです．救急搬送された妊婦さんの対応は一筋縄でいかないのはどんなときもおなじでしょう．しかしひとつあきらかなのは，リトドリンを中止することによって妊婦さんの予後に特段の不都合が生じるわけではないことです．

　ショートトコライシスの有効性云々を論じる以上に，リトドリンによるトコライシスの臨床的意義そのものに疑問すら感じています．使用してもしなくても妊娠経過や児の予後にはほとんど差がないのではとすら考えています．すくなくとも当院のような高次周産期センターにおいては必要性を感じていないのは事実です．一般病院ではもちろん与えられた条件がちがいますから，48時間の妊娠延長効果はそれなりの意義をもつものと想像されます．ただし副作用のリスクはどんなときでも忘れてはいけないでしょう．

参考文献

1) 室月　淳，荒木慶彦，矢崎士朗，他．塩酸リトドリン大量投与を行った切迫早産・双胎の一例．第19回山形県産婦人科集談会，1988年5月15日，山形．
2) Lam F, Gill P. Beta-agonist tocolytic therapy. Obstet Gynecol Clin N Am. 2005; 32: 457-84.

3）室月　淳．（幻の）切迫早産治療薬レトシバン－非ペプチド型オキシトシン受容体拮抗剤．産婦実際 2017; 66: 899-904.

4）Saade GR, Shennan A, Beach KJ, et al. Randomized Trials of Retosiban Versus Placebo or Atosiban in Spontaneous Preterm Labor. Am J Perinatol. 2021; 38: e309-17.

5）Utter GO, Dooley SL, Tamura RK, et al. Awaiting cervical change for the diagnosis of preterm labor does not compromise the efficacy of ritodrine tocolysis. Am J Obstet Gynecol. 1990; 163: 882-6.

6）Crowley P. Prophylactic corticosteroids for preterm birth. Cochrane Database Syst Rev. 2000: （2）: CD000065

7）Effect of corticosteroids for fetal maturation on perinatal outcomes. NIH Consensus Development Panel on the Effect of Corticosteroids for Fetal Maturation on Perinatal Outcomes. JAMA 1995; 273: 413-8

8）Dodd JM, Crowther CA, Middleton P. Oral betamimetics for maintenance therapy after threatened preterm labour. Cochrane Database Syst Rev. 2012; 12: CD003927

9）Sosa CG, Althabe F, Belizán JM, et al. Bed rest in singleton pregnancies for preventing preterm birth. Cochrane Database Syst Rev. 2015: CD003581.

10）The American College of Obstetricians and Gynecologists: Choosing Wisely. https://www.acog.org/practice-management/patient-safety-and-quality/partnerships/choosing-wisely,（2023 年 10 月 21 日閲覧）

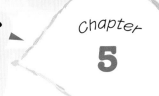

リトドリン長期投与をやめるため
のステップ

　この章のコンセプトは，切迫早産の妊婦さんへのリトドリン塩酸塩長期投与をやめて，なるべく退院，外来管理でみていくことを目標として，そのためにはどのように取り組んでいったらいいかを考えることです．もちろん常位胎盤早期剥離といった危険な状況をみのがさないとか，前期破水や絨毛膜羊膜炎などの炎症には特別の治療が必要といった医学的な問題はありますが，ここで想定しているのは，あなたの働いている病棟に多く入院しているかもしれない，リトドリンの持続点滴をしながら長期安静にさせられている切迫早産の妊婦さんです．

　さて病棟からリトドリン長期点滴をおこなっている妊婦さんをなくすためには，実際にどうしたらいいでしょうか．トップの鶴の一声で臨床ルーティンが変わるところもあるかもしれません．行為そのものは点滴を中止するだけの簡単なことですが，しかし通常はそこまでいくためにはやはりみんなで議論したうえで，いくつかの準備のステップが必要となってくるでしょう．医師と病棟スタッフでは，おかれている立場や条件がいろいろとちがっていますので，ここではそれぞれの立場を想定しながら考えてみることにします．

　医師，とくに若手医師が上司や同僚に呼びかけて切迫早産にたいする治療方針を変えていく場合と，看護スタッフが病棟のなかまに呼びかけて切

JCOPY 498-16056　　　　　　　　　　Chapter 5 ● リトドリン長期投与をやめるためのステップ ｜ 77

表 5-1　リトドリン長期投与をやめるまでのチェックリスト

- [ ] ショートトコライシスのエビデンスは確認したか
- [ ] ショートトコライシス導入のメリットとデメリットはなにか
- [ ] 医師ミーティングと病棟カンファレンスで提案は承認されたか
- [ ] 複数の職種からなるチームをつくったか
- [ ] 講演講義の聴講や他施設の見学などの事前勉強の必要性はどうか
- [ ] リトドリン塩酸塩を終了するときの条件とプロトコールを決めたか
- [ ] リトドリンを中止した妊婦さんから夜間に訴えがあるときの対応はどうするか
- [ ] 医師や病棟スタッフのなかに反対や抵抗はないか
- [ ] いくつかのシナリオをつくって事前にシミュレーションをしてみたか
- [ ] 病院管理職の承認を得たか
- [ ] 新生児科側に理解と協力を求めたか
- [ ] 妊婦さんの同意を得たか

迫早産のケアを変えていく場合では，共通する状況と多少異なる状況があるかもしれません．もちろん高次周産期センターか，一般病院やクリニックかでもちがってくるでしょう．表5-1に必要と思われる準備のチェックリストをあげてみました．以下の説明を参考にしながら，それぞれの施設の状況にあわせて順番や内容を適当にアレンジして考えてみてください．

1. メリットとデメリットを考える

　最初に切迫早産のショートトコライシスにかんするエビデンス，およびそれによるメリットデメリットをいまいちどきちんとまとめておくことが重要です．今後ひとつずつステップを踏んで前に進むたびに，あいてにわかりやすく説明する必要があり，またとつぜん説明を求められることもできます．チームをつくったときもあらためてみんなで確認しなおすこと

JCOPY 498-16056

になるでしょう．ショートトコライシスのエビデンスについてはすでに第
3章で解説しましたので，ここではメリットとデメリットについて簡単に
まとめてみます．

メリットの第一としては，なによりもまず切迫早産妊婦さんの QOL を
向上させることができ，本人家族の満足度を高められることです．長期間
の入院拘束は，本人の肉体や精神に深刻な影響を及ぼしますし，夫や上の
子どもといった家族にも問題がおこりがちです．リトドリンの長期投与を
やめて外来管理にすることで，そういった問題の多くが解決するでしょ
う．実際に当院に母体搬送，転院させられてきた切迫早産の妊婦さんを，
1週間程度で退院とし外来管理にすることで，われわれが本人から感謝さ
れるという経験をしばしばします．

第二に，当然のことですが，リトドリンの副作用で苦しんだり悩んだり
する必要がなくなります．動悸や手指の振戦はほとんどのひとに出現し，
個人差はかなり大きいのですが，なかには症状が耐えがたいという妊婦さ
んもいます．肺水腫や心不全などの重篤な心肺症状は生命を危険にさらし
ます．長期投与による肝機能障害，白血球減少，横紋筋融解なども見逃す
ことのできない深刻な薬剤の副作用です．当院に救急搬送される切迫早産
の妊婦さんのなかには，前医入院中にこういった症状がでてきて，これ以
上のトコライシスの継続がむずかしいためという理由のかたがいます．当
院では到着時にすぐにリトドリンを中止しますので，こういったケースも
それでほとんどが解決します．

第三に上記の問題とかさなりますが，長期臥床にともなう妊婦さんの合
併症がなくなることです．長期安静によっていわゆる廃用症候群による筋

力や心肺能力の低下を心配する必要がなくなります．これは意外に深刻な問題であり，切迫早産や前置胎盤により長くベッド上にしばりつけておくと，産後の回復や授乳などといった児の世話におおきく影響します．また長期安静による肺塞栓症や血栓症のリスクもなくなります．

　第四に，産科病棟のベッドコントロールが楽になります．長期にベッドを占有する入院患者が減るわけですから，病棟の平均在院日数の短縮にもつながります．当院のような産科一般病床 12 床，MFICU 6 床という小さな周産期センターでは，切迫早産のリトドリン長期投与をやめたことによって，ベッドがうまく回るようになって助かりました．正直にいってベッドコントロールをうまくおこなうことが，かくされたいちばんの動機だったかもしれません．

　しかし逆にこの点は，医療施設によってはメリットではなくデメリットにもなりえます．経営的観点からベッドの高い稼働率を常時もとめられているところでは，切迫早産妊婦さんの長期入院管理は重宝される面があります．ベッド上安静といっても妊婦さんは基本的に自立していて，食事や排泄，入浴介助が基本的に不要であるのはいうまでもありません．一日一回点滴の交換をするだけがルーティンですから，これだけ手のかからない入院患者はあまりないでしょう．上層部がショートトコライシスに難色をしめす場合，こういった算段がかくされていないかを疑う必要はあります．

　メリットの最後は医療費のことです．もちろん本人の医療費負担を軽減できます．アンケートなどをとれば意外に多くのひとが長期入院による経済的負担を心配しているのがわかります．直接的な医療費負担にくわえ，

夫の仕事への影響や自分の休業，子どもの世話のための支出，交通費など
さまざまな問題があったりします．またマクロな視点からいえば，長期入院
によって膨らんだ国民医療費の節減の一助になるでしょう．そもそも欧米
で切迫早産妊婦の長期入院が存在しないのは，医療経済的にその余裕がな
いこともひとつの理由です．

ところで，切迫早産にたいするリトドリンの長期投与をやめて退院，外
来管理にすることに，なにかデメリットはあるでしょうか．ショートトコ
ライシスで早産，未熟児分娩が増えることがあれば最大のデメリットにな
りますが，すでに述べたようにそれはエビデンスでは否定されています．
「メリットとデメリット」と表題に書きましたが，驚くべきことにデメ
リットらしいデメリットは存在しないのです．やはりリトドリンの長期投
与はやめるべきという結論になるでしょう．

2. ミーティングや病棟カンファレンスで提案する

医師ならばまず臨床ミーティングなどで，同僚や年上医師に提案すると
ころからはじまることでしょう．看護師や助産師などの病棟スタッフは，
病棟カンファレンスがその場になるかもしれません．

切迫早産妊婦にたいする長期安静入院とリトドリン塩酸塩の持続投与
は，残念ながらいまだに日本の多くの施設でおこなわれています．このよ
うなエビデンスと臨床実践のあいだにギャップが生じる原因にはいろいろ
考えられます．もともとエビデンスを尊重せず，またエビデンスを知ろう

と努力しないことや，むかしからの慣習的な治療に安住していてそういった治療を変えようという意欲がないこと，治療を変えることへの組織内の抵抗や制約が大きいことなどがあるでしょう．

　ここでは，そういったひとたちの行動を変えていくための実際の進めかたをどうしたらいいか考えます．エビデンスの実践により日常の臨床を新しくするためには，まず医師たちへの啓蒙や動機づけといったことが必要です．おおきな反対がでるかもしれません．「以前からこのやりかたでやってきた」，「これがうちのやりかただ」といった反応です．あいての意見を封じこめ現状を維持しようとするために，しばしばこういったいいかたが使われます．

　「以前からやってきたことは変更したくない」という保守的な態度は，医師にも病棟スタッフにもよくみられるものです．どこの医療施設でもおこりがちですが，そこにどういった気持がかくされているのかに注意すべきでしょう．よくあるのは過去の成功体験というものです．これまでのやりかたは多くのひとが賛同したうえで，これまでくりかえしおこなわれてきて，それでうまくやってきたというわけです．

　「今までやってきたことだから」とか「どこもやってるから」といういいわけは，論理的にいえばこれまでやってきたことの正当化の論拠にはまったくなりません．これまでの習慣や慣例は切迫早産管理の妥当性を正当化するわけではなく，もしかするとずっとまちがっていたかもしれないのです．今までやってきたことであっても「もっといい方法があるのではないか」，さらには「やめてしまってもいいのではないか」と立ち止まらなければならないはずです．

JCOPY 498-16056

これらの反対や抵抗は論理ではなく感情の問題からでてくるといっていいでしょう．あたらしい提案にたいして条件反射的に反対がでてくる組織の傾向は，認知心理学的にいえば，上司や同僚の嫉妬めいた心情が原因である可能性が示唆されています[1]．変革を進めるひとにとって，反対しているひとたちは「エビデンスにしたがわないなんておかしい」とか「なにを提案しても反対する」とうつるかもしれません．しかし逆にこれも一方的な見えかたのこともあります．変革しようとする側との意識の温度差とでもいうべきものが抵抗をつくりだしていることはいつも留意しておく必要があります．

3. チームをつくる

　医師の臨床ミーティングや病棟カンファレンスで一応の承認が得られたら，さまざまな職種のひとが集まるチームをつくって，実際の臨床プロトコールをつくり，なんどかシミュレーションをおこなっていきます．ミーティングやカンファレンスでいろいろな意見がでて議論が多少もめることがあっても，せっかく有志でチームをつくるならばメンバーは徹底して平等主義でいくのがいいでしょう．チームのなかではすべてのスタッフが意思決定に参加できるのが基本です．こういったつながりを構築することはケアの提供にも非常によい効果をあげます．エビデンスにもとづく医療の実践は，受け手の妊婦さんだけでなく，個々の医療者や多職種からなる医療チームにとっても多くの利益があります．

　あたらしい実践を一気に導入するか，それとも予備計画，段階的実施な

どのステップで徐々に変えていくか，どちらがよいかは一般的にはケースバイケースです．しかしとくに切迫早産の治療についていうならば，後述する理由からあたらしいプロトコールを導入するならば一気にすべきでしょう．そのためにチームのなかでおこりえる状況を想定して，実際の対応をじゅうぶんに考えておくのがいいと思います．

　チームの活動は管理職の支持を得ることが必須の条件です．エビデンスにもとづく治療やケアの改善のとりくみを，柔軟かつ継続的におこなっている病棟や部署は，病院のなかでもその活動が高く評価され，その責任者自身の評価にもつながることが一般的です．だから切迫早産管理の変革のとりくみについては，事前に病院としての承認を得た公的なものとしておくと，目標を達成できる可能性が高くなるでしょう．

　もちろんこの種の改革にはしばしばフラストレーションがつきものです．管理職はあなたをなかなか支援してくれないかもしれません．この段階にきても先輩も同僚も変わることをおそれ，協力をしぶる場合もあります．こういった雰囲気や状況はその病院の組織の文化としかいいようがないものですが，チームの活動を地道に着実に進めるなかで，逆に思ってもみない方向から意外な支持や応援がはいることもあります．妊婦さんの声をとりいれるという形にして進める方法もあるでしょう．

　そして実行です．問題となることを事前にすべてあげて検討し，さらに関係する医療者のモチベーションをつくりだすことに成功しても，これでようやく出発点に到着したにすぎません．何かを行動することによってはじめて問題は解決に動き出します．ただし行動をおこすまえに，問題の解決に必要な一連のことをあきらかにし，なかでももっともむずかしく支援

JCOPY 498-16056

や事前練習を必要とするものをあらかじめ想定しておくことが重要です．事前にシミュレーションをくりかえして，実際におこなうことへの心理的抵抗をなくしておくといいでしょう．

　切迫早産の妊婦さんの管理を変えるためには具体的にどうすればいいでしょうか．たとえばリトドリン長期持続投与のケースが母体搬送されたとき，最初になにを確認し，どのタイミングで点滴を切るかをマニュアルとして文章化し，みんなで共有化することです．そしてその後の経過で，たとえば夜間に子宮収縮の訴えがあったときにはどのように対処するか，なにを聞き，どこに着目するか，どの段階でほかからの指示をあおぐか，といったことの方針をあらかじめおおざっぱに決めておきます．もし医師やスタッフに心理的抵抗が残っているとすれば，いくつかのシナリオをつくって事前にシミュレーションしておけば，みんなで安心感を共有できるようになるでしょう．

4. 新生児科側に協力を求める

　リトドリン塩酸塩の長期使用をやめることの最初の障害は，同僚医師の反対か，医師を説得できても病棟全体の反対や抵抗にであうか，あるいは病棟スタッフのコンセンサスにもかかわらず医師側の反対でつぶれることです．ミーティングやカンファレンスを重ねることにより産科全体の意思を統一できたとすれば，そのあとは新生児科小児科側への申し入れと了解が必要になります．

NICU のキャパシティが常にギリギリの周産期医療施設では，トコライシスをやめることにたいして抵抗を感じる新生児科医師もいるかもしれません．産科側の事情だけですべてのものごとを決められないのは当然です．しかしわたしがみるに，新生児医療はふだんからエビデンスにもとづいた診療をおこなっており，経験を重視する産科よりもよほどエビデンスを重視しています．だから切迫早産治療についてもエビデンスをきちんと提示して説明すれば，納得してもらうことはそれほどむずかしくありません．

　むしろ近年は，リトドリン塩酸塩もふくめた子宮収縮抑制剤の出生後の新生児への影響が問題視される傾向があります．たとえば重度脳性麻痺で出生した新生児に高カリウム血症や低血糖症が認められ，これらの症例で出生前にリトドリン塩酸塩や硫酸マグネシウムの使用例が多いことが報告されているため，関係があるのではと一部で指摘されています[2]．そういったことを話題にしながら説明すれば，新生児科側の了解も得やすくなるかもしれません．

5. 患者さんの同意を得る

　「インフォームド・コンセント」の重要性についてはあらためて説明するまでもないことですが，治療の方針を変えていく場合においてもたいせつな意味をもちます．妊婦さんは「切迫早産」の診断や治療の対象であるだけでなく，それ以前に主体性のある人間として尊重される必要があるからです．エビデンスは重要ですが，同時に妊婦さん第一という原則に立ち

JCOPY 498-16056

かえらなければなりません．これまでの治療は妊婦さんに我慢を強いてはいなかったか？　妊婦さんの QOL や幸福度を高めるためにはどうしたらいいのかという視点はいつももっている必要があります．

　医療者は治療やケアの前に妊婦さんからインフォームド・コンセントを得る必要があります．とくにこの場合，従来のやりかたを変えてエビデンスにもとづいたあたらしい治療をおこなうことになるので，さらにていねいな説明と同意の取得が必要になるでしょう．同意を得るための手続きは，妊婦さんの自立的な選択を可能とするものではなくてはならないので，そこではエビデンスにもとづく情報提供がたいせつになります．

　エビデンスを妊婦さんにわかりやすく説明し理解してもらうのはかんたんなことではありません．しかし適切なエビデンスを提供できれば，患者の意見や決定がかわることはよく知られています．たとえば Murphy らがおこなった研究[3] では，60 歳以上の高齢者に心肺蘇生を受けたいか質問したところ，当初は 41％が受けたいと回答しました．そのあとに生存可能性のエビデンスについてわかりやすく説明したところ，それでも心肺蘇生を受けたいとの回答は 22％まで低下したのです．このようにエビデンスは医療者側の治療方針だけでなく，患者本人の意思決定にも重要であることはあきらかです．

　さらにもう一歩進めて，エビデンスをわかりやすく説明したうえで，妊婦さんに自分の意思で治療法を選びとってもらう「インフォームド・チョイス」をとりいれる方法もあります．これまでの治療を変えていくにあたって，そのチームに妊婦さん自身も参加してもらうイメージです．大規模研究[4] では医療の過程に患者が参加することが有効であることが示され

ています．こういった患者の参加度が高いほど，患者の満足度も大きくなります．なによりもこういった参加型の意思決定は，満足度だけでなく医療側へのおおきな信頼を生むのです．切迫早産治療の改革の成功の可能性もおおいに高まると期待できます．

6. 実際に治療を変える

　リトドリン塩酸塩の持続点滴をやめるときは，少しずつ減量するのではなく一度に中止すべきです．200 μg/min などの極量ではいっているときなどは，一気に中止することにどうしても躊躇しがちですが，投与開始後48時間をすぎているときはそれで早産にいたることはありません．いわゆる「リバウンド」をおそれてすこしずつ漸減しようとすると，結局リトドリンからの離脱に失敗することが多くなります．たとえば今日は半量にして明日に中止しようと考えても，その日の晩に本人からの腹緊の訴えがあったということで，当直医や看護スタッフがもとの量に戻したりすることはしばしばあります．

　子宮収縮の自覚には波があって，リトドリンをしようがしていまいが自然に強くなったり弱くなったりします．子宮収縮や胎動というのは夜間に強くなることが一般で，これは一日のなかのホルモン分泌のリズムによるといわれています．だからリトドリンを中止するときは一気に終了し，その後多少の「リバウンド」「張りかえし」の訴えがあっても，リトドリンを再開したり増量したりしないことを，いまいちど病棟できちんと徹底しておくことが重要です．そうしないといつまでたってもリトドリン点滴を

JCOPY 498-16056

やめることができません．くりかえしますが，リトドリンを中止したあとにいわゆる「張りかえし」の訴えがあってもけっして点滴を再開しないことがポイントです．

医師や看護スタッフが分娩進行することはないという確信をもって対応していれば，妊婦さんもけっして不安をもつことはありません．しかし最初はどこの施設でも医療スタッフ，とくに夜勤の勤務者が不安をもつことが多いようです．医療側が半信半疑でおそるおそる妊婦さんを看ていることが伝われば，妊婦さんも心おだやかでいることはできなくて訴えが多くなり，結局のところ試みは失敗しがちです．

確信をもってのぞめば成功することはまちがいありませんが，それではどうやって確信をもてるようになるかです．先に書いたように2016年にわたしたちの病棟がリトドリン投与を廃止したときは，その前にグローバル治験で「レトシバン」の二重盲検をやっていて，プラセボである生食を投与してもまず分娩にいたることはないという経験をしました．それがまったく心理的抵抗がなかった理由です．実際に産まれないというのは事実なので，率直にいって確信もなにもないのですが，最初はだれもが多少不安なのはふつうかもしれません．

だから一度経験してしまえばいいのです．そのために医師とか看護スタッフがあらかじめショートトコライシス，ないしはリトドリンをいっさい使わないで切迫早産の治療をおこなっている医療施設を見学しておくのは一法です．そういうところではリトドリン投与を一回で中止しますし，なによりもそれをおこなうスタッフがまったく躊躇することがないことが印象に残るでしょう．もし当院での見学を希望するかたがいらっしゃれ

ば，いつでも歓迎いたします.

---

7. よく質問されること

1 妊娠 35〜36 週くらいでリトドリンをやめると，その後に陣痛がきて早産することがある．やはり効いているのではないか？

　動物実験やヒトの臨床データから，妊娠 34 週くらいから胎児の下垂体-副腎-胎盤系の内分泌的成熟が進むことが知られています．この時期以降にリトドリンを中止すると，たしかにそれをきっかけとして陣痛がはじまり早産になることがあります．逆に妊娠 32〜33 週より前ではそういうことはけっしてありません．リトドリン点滴を中止するのならば妊娠 34 週になるまえの早い時期のほうがいいのです．最初は医療側も不安だからリトドリンの中止時期を 35〜36 週くらいからはじめて，中止する妊娠週数をすこしずつ早くしていく方法はよくありがちですが，こういった理由から絶対に失敗します.

2 リトドリン塩酸塩を投与している切迫早産妊婦に，減量すれば子宮収縮が増大し，増量すればまた子宮収縮が減少するようにみえる．それでもリトドリン投与には意味がないのだろうか？

　俗に「腹緊」と称される軽度の子宮収縮は，分娩を進めることはない偽陣痛です．子宮収縮は 1 日のなかで頻回になったりおさまったりの自然のリズムをもっています．通常は夜間に頻回になり，日中はおさまるという

JCOPY 498-16056

リズムです．リトドリンに効果があると誤解しているひとは，単なるこの
サーカディアンリズムにふりまわされて，その都度リトドリンを増やした
り減らしたりしているだけなのです．リトドリンを投与していてもしてい
なくても子宮収縮はまったく変わりません．

　このことを理解しておかないと，リトドリンから離脱させようとして日
中に中止しても，翌朝来てみるとまた点滴が再開されていることがよくお
こります．だから当直医や夜勤看護師にはきちんとそのことを説明してお
かなければなりません．このようにリトドリン投与と子宮収縮にはなんの
関係もないので，たとえリトドリンが極量ではいっていても，投与後48
時間がすぎているのならばそれを一気に中止してもとくに変化はありませ
ん．俗に「張りかえし」とされるものも，単なる子宮収縮の波，リズムに
すぎないことがほとんどです．なんどもくりかえしますが，自信をもって
一気に中止する，それがリトドリンをやめるときのコツです．

❸ 統計と個人は別である．目の前に切迫早産の妊婦さんがいるかぎり，できることはすべてなんでもしたい

　「できることはなんでもしたい」と思う妊婦さん自身の気持ちはとうぜ
んであり十分に理解できますが，医療者の側がいうことばではありませ
ん．医師が真に責任をもつべきなのは，治療する必要性がほんとうにある
のか，どんな治療を選択すべきかといった判断です．さまざまな情報を評
価して治療の方向性を決めることが求められているのです．リトドリン塩
酸塩の長期投与により結果的に陣痛が抑えられたようにみえても，それで
妊娠延長効果が証明されたわけではなく，すべての切迫早産の妊婦さんに
長期投与する根拠にはなりません．

④ リトドリンが効く妊婦と効かない妊婦を分類して，効く妊婦にだけ投与すればよい

　統計的に有意差がないというのならば，リトドリンによる妊娠延長が期待できる妊婦さんだけをみつけて投与すればいい，という意見もよく聞きます．たしかに多くの切迫早産のなかには例外的なケースがあるかもしれませんが，それが長期投与の根拠になるかといえばそんなことはないのです．ある個人に意味があるのならば，集団にも意味があるはずです．

　このことはランダム化比較試験（RCT）で有意差がでなかったときに，しばしばおこなわれるサブグループ解析を例に考えればわかりやすいと思います．サブグループ解析とは，性別や年齢階級別，重症度別など，全体の集団から特定の解析対象の集団を抜きだして，その集団での治療効果などを解析することです．有意差がでるような集団をみつけるまでくりかえされることがふつうですが，すこし考えれば容易にわかるようにこれは真に正当な方法とはいいがたいものです．グループ化することにより検出力がさがりますし，解析をくりかえすことによりたまたま偶然に有意な解析結果がでることもあります．そもそもサブグループ解析の対象となる集団は，ランダム化割りつけをされたわけではなく，比較検討することが保証されてはいません．

⑤ 長期持続投与をおこなっている日本では，欧米にくらべて早産の割合が少ない

　たしかにこのような論理を用いるひとがいます．早産の少ない日本のやりかたを変える必要はないのだと．いまはリトドリン塩酸塩の長期投与は

早産を減らすという因果関係が問題となっています。しかしこういった疫学データにはさまざまなバイアスがはいっていますので、因果関係の証明にはまったくならないのはあきらかです。交絡因子をなくすためにランダムに2群にわけておこなうRCTが必要なのですし、これまでおこなわれたRCTのほとんどすべてで早産減少効果は否定されています。

6 「産科ガイドライン」に長期持続投与の禁止を明記されないかぎりいまの治療はやめられない

産科ガイドラインをていねいに読めば、けっして長期投与を推奨しているわけではないことがわかります。最新の『産婦人科診療ガイドライン産科編2023』[5)] には、切迫早産にたいするリトドリン塩酸塩の使用については以下のような記述になっています。

「急性期を経て48時間以上の持続点滴投与、あるいは持続点滴中止後に経口投与を継続する場合には、減量・中止の可否も検討したうえで選択されることが望ましい。48時間を超えて使用する際には、妊娠期間延長に関しての高いレベルのエビデンスがないことに加え、以下に示すような数多くの副作用が生じることに注意する（後略）」

このガイドラインではエビデンスを正しく認識しており、重篤な副作用の存在を具体的に指摘しながら、48時間をこえるリトドリン塩酸塩の投与に慎重とあるべきとしています。けっしてガイドラインで長期投与を推奨しているわけではありませんが、長期投与を明確に禁忌とするような文言がないのも確かです。ただし以前の産科ガイドラインでは、切迫早産にたいするリトドリン塩酸塩の使用を無条件に推奨レベルB（勧められる）

として推奨していたのにくらべれば，改訂のたびにほんのすこしずつです
が世界標準に近づいてはきているようです．

参考文献

1）Naish J. A lost opportunity. Nursing Standard. 1997; 11: 7.
2）関博之．研究計画書「子宮収縮抑制剤の新生児への影響調査・検討」．http://www.kawagoe.saitama-med.ac.jp/chiken/hec/opt-out/sanfujinka/files/sanfu-jin26.pdf，（2023 年 10 月 22 日閲覧）．
3）MurphyDJ, Burrows D, Santilli S, et al. The influence of the probability of survival on patient's preferences regarding cardiopulmonary resuscitation. N Engl J Med. 1994; 330: 565-9.
4）Kaplan SH, Greenfield MA, Gandek B, et al. Characteristics of physicians with participatory decision-making styles. Ann Intern Med. 1996; 124: 497-504.
5）日本産科婦人科学会，日本産婦人科医会，編．産婦人科診療ガイドライン産科編 2023．東京：日本産科婦人科学会；2023．p.146．

JCOPY 498-16056

Chapter

6

ひとを変える，組織を変える

1. 医師や看護スタッフからの抵抗

　切迫早産にたいして，リトドリン塩酸塩の長期持続投与は無効であるばかりか，重篤な副作用のリスクすらあるというエビデンスを理解し，自分たちの医療施設でそういった長期トコライシスを変えていこうとしたとします．そのときいちばんやっかいなのは，ほかの医師や同僚の看護スタッフの意識や行動を変えることだと思います．他人の行動を変えること，そして医療チーム全体の意識を変化させることが最大の問題として立ちはだかってくることはしばしば経験します．

　ある治療や医療ケアについてエビデンスをじゅうぶんに吟味し，どのようにすべきかを決めたとしても，いざ実行というときになって，まわりから大きな抵抗を受けたります．上司や同僚はなかなか納得や同意してくれないばかりか，計画を進めるのに抵抗したりすることさえあります．これまで長くやってきたやりかたを変えることにはさまざまな障害がでてくるのです．とりわけやっかいなのが「医者」です．これまで正しいと思っておこなってきた治療がエビデンス的に無効とされ，自身の行動変容を求められるのがもっとも不得手な人種です．

慣例というのは妥当性の根拠にはならないのはあきらかです．しかし「うちは前からこうやってきたから」とか「これがここのやりかたなんだよ」といわれると，単純にこちらの発言を封じこめ，現状を追認させるための理屈にすぎないのですが，実際にはなかなか反論しにくいものです．こういった「以前からやってきたことは変えたくない」という姿勢はどうしておこってくるのでしょうか．

　これらは慣例とかしきたりなどと呼んでいいものですが，それらが成立する背景には，たとえばそのやりかたでこれまでうまくいっていたとか，まわりのひとびとがそのとおりだと納得していたなどの条件が存在しています．すなわちこういった以前からの習慣には，長いあいだひとびとに受けいれられ，成功体験によって支えられてきたのですが，逆にいうとそれ以外の特別な根拠はないのです．これまでずっとまちがったことをつづけてきたという可能性すらあります．

　切迫早産妊婦の長期入院安静，リトドリン塩酸塩持続投与をやめようと思いたったひとは，大なり小なりこういった反発や抵抗を受けるでしょう．このとき「変化」を促すためにはどのようにしたらいいでしょうか？実はひとの意識や行動を変えるというのはもっともむずかしいことのひとつとされています．かんたんにうまくいく方法などなさそうですが，以下に参考になるかもしれないことを，さまざまな視点や方法論から書いてみます．実際にどれかひとつでも役にたちそうで参考になるものを見つけていただければ幸いです．

JCOPY 498-16056

2. なぜ効果のない治療をつづけているか

医者というのは，自分が直接経験したことから得られた知識だけで診療をおこないがちですが，ひとりの人間が経験できる例には限りがあり，また自分の経験にかたよりがあるかもしれないことを考慮すべきです．ある治療をおこなって患者が治ると，医者は効いたと確信しがちです．「使った，治った，効いた」のいわゆる「三た論法」です．その確信にもとづいておなじ治療をおなじ病気に使いつづけることになります．

日本での切迫早産にたいするリトドリンの長期持続投与などはまさにその例です．これは薬のほんとうの効果ではなく，疾病の自然経過である可能性は高いでしょう．プラセボをもちいたランダム化比較試験（RCT）がおこなわれた結果，48 時間以上が経過するとリトドリン塩酸塩とプラセボの両者間には差がないことがわかっています．そういったエビデンスがあるのにもかかわらず，リトドリン塩酸塩が効いているという思いこみは強固です．

もしかするとリトドリンの長期持続投与に効果がないとうすうすわかっていながら，万が一早産になったりするとたいへんであり，眼前の切迫早産妊婦さんになにもしないわけにいかないという心理なのかもしれません．妊婦さんのせっぱつまった気持に応えようとして，できることはなんでもしたいという気持になりがちです．こういったときは妊婦さん自身が望んでいることでもあり，医者と妊婦さんのあいだに暗黙の合意があるので，だれも疑いをさしはさむことはありません．

エビデンスがないにもかかわらず，むかしから習慣的におこなわれている治療は，年上の医者から若い医者に代々ひきつがれています．入院安静，リトドリン塩酸塩の持続投与というのは上の世代から 40 年つづいてきた日本独特の治療であり，いま現役の産科医が医者になったときからすでにあたりまえのようになされていて，いささかの疑問もなくそのようにひきつがれました．産科医は自分の経験から切迫早産に有効と信じているから，リトドリン持続投与による治療は一種の信念になっているのです．

　早産をふせぐためならば，エビデンスが多少あやしかろうと，いまできることはすべてやるという言いかたはよく聞きます．しかし EBM の立場からはこんな言いわけはあまり意味をなさないでしょう．この理屈にしたがえば，現代医療からあらゆる代替医療とかまじない，迷信のたぐいを排除することができなくなってしまうからです．

　エビデンスというものを正当に評価しないひともいます．切迫早産について例をあげると，「わたしたちが教育を受けたときは，リトドリン長期投与によって陣痛をおさえると教わった」とか「日本のエビデンスは世界とはちがっており，日本式のやりかたのおかげで諸外国よりいい成績をおさめている」などと弁解します．

　「妊婦さんが望んでいるから」というひともいます．しかし，はたして正確で客観的なエビデンスを理解しやすい形で提供しているのでしょうか．切迫早産を経験している妊婦さんのなかには従来の長期持続点滴を望むひともいますし，逆にあれだけはこりごりだという妊婦さんもいます．そういった妊婦さんたちに正確に情報提供をしたうえで選択させているかはとても疑問です．

JCOPY 498-16056

3. エビデンスは医者の行動を変えるか

　有効性のない治療をなくしていくことはたいせつです．リトドリン塩酸塩の長期持続投与に妊娠延長の効果がないというエビデンスは，別の病気にある薬が有効性をもつといった種類のエビデンスとおなじくらいに臨床的に重要性をもちます．しかしエビデンスや，エビデンスにもとづいた基準を明確にして利用しやすくしたガイドラインに，容易に同調しない医療者は少なくありません．他人から一方的に押しつけられたと感じ，自分自身の裁量を狭められたとして反発をおこしがちです．ひとは自分の信念を否定されるとき，それを頭ではある程度理解できていても，感情として不快感や拒絶感が先にたつのがふつうなのです．

　医者というものはみんな，自分自身の方法で治療することにはじゅうぶんな根拠があると思いこんでおり，それを変更しようとする試みには頑強に抵抗しがちです．しかし医者があきらかなエビデンスにしたがって医療ができないのは，単に強情だからというだけではありません．医者になったときからリトドリン塩酸塩の長期持続投与をしてきたので，それを中止してもなにもおこらないことを経験したことがないからです．そういったフィードバックを受ける機会がこれまでなかったからといえます．

　リトドリン塩酸塩の長期持続投与を信じているひとにエビデンスで説得しようとしても，その信念を変えさせることはなかなかできません．議論というのは例外なく，双方に自分の信念をますます確信させる方向で終わるものです．たとえ議論に負けてもそのひとの意見は変わりません．議論に勝つことは不可能かあるいは無意味です．もし議論に負ければ負けたの

ですし，たとえ勝ったとしても，あいては自尊心をおおいに傷つけられ，信念を変えることを拒否するでしょう．逆説的な結論ですが，議論に勝つための最善の方法は議論を避けることしかありません．

医療にはどこまでいっても不確実性がつきものであり，すこしでも確率を高めるような選択をしていかなければなりません．根拠にもとづいた医学（EBM）はまさに実践の学問であり，その臨床的な方法論は確率にもとづいています．そしてそれを日常臨床にとりいれて従来のやりかたを変えていくのは，ひとりひとりの意志とでもいうべきものです．長期に続けてきたリトドリン塩酸塩を中止したところで，早産する確率はあがらないとエビデンスでわかっていても，そこまで踏みきる勇気がでないことがふつうですから．

良質なエビデンスで証明された医療行為でも，診療の第一線にいる専門家に受けいれられるまでに数年かかることがよくあります．ましてや，これまで信じておこなってきた治療が無効であると理解して，実際にやめるようになるにはもっと時間がかかるでしょう．それだけ医療者の行動を変えるにはハードルが高いといえます．

4. ひとの行動を変えるにはどうしたらいいか

それではそういった医療者の行動に変化を促す方法はあるのでしょうか．率直に言って，わたしたちがなにかできるのはわたしたちの行動だけです．残念ながらあいての信念や行動を変えることはできません．唯一で

JCOPY 498-16056

きるのは，あいてが自分自身を変えたいと望むときにそれをサポートすることです．だからあいてを変えようとして議論で真正面からぶつかることには意味がないばかりか，ときには逆効果にさえなります．

1 あいての意見をじっくりと聞く

リトドリン塩酸塩の長期持続点滴をやめようと考えたとき，エビデンスを根拠としてそのことを主張するのはかまいません．その結果あいてが反論してくることや，意見の不一致があきらかにされることはむしろ歓迎すべきです．だれかが自分の思いいたらなかった点を指摘してくれるならば，こちらはそれに感謝するくらいがちょうどいいのです．

あいてにじゅうぶんに意見を言わせること，それを最後まで冷静に聞くことがポイントです．けっして腹をたてたりなどしてはいけません．むきになって反論したり自己弁護したりすれば，あいてとの距離は開いていくばかりです．真剣に反対意見をいってくれるのは，むしろ切迫早産の治療についてふだんから気になることがある証拠です．あいてはわたしたちの手助けをしたいとほんとうは思っているのだと考えれば，反対するひとは一種の味方なのかもしれません．無理にでもそう思うことです．

この段階で双方がじっくりと考えなおす時間をもち，あらためてもう一度話しあう機会をもてばいいのです．その前にわたしたちもよくよく自問自答してみる必要があります．あいてのほうが正しいのではないか？　あいての主張に正当性や長所はないか？　そういったことをいつも考える余裕がたいせつになってきます．

リトドリン塩酸塩の長期持続投与の是非については，エビデンス的には結論がはっきりしている問題であり，その事実の分だけわたしたちは有利な立場にあります．しかしそれを笠に着て居丈高になったり，あいての誤りを表だって非難したりするようなことはせず，敬意をもっておだやかに接することがたいせつです．説得するのではなく，むしろあいてに自由にしゃべらせます．そうした過程のなかで，あいてに自分のあやまりを気づかせ，望ましい結論に自身を導くことができれば大成功です．ひとから押しつけられた意見では信念は変わりませんが，自分で思いついたことはそれまでの自分の考えに影響をあたえ，あたらしい信念となっていきます．

　くりかえしになりますが，議論で説得し，その信念や行動を変えさせることはできません．あいてが自分でそのことに気がつき，自分で考えを変えていくことが唯一の道であり，わたしたちができるのは，あいてが変わろうとしているときにそれを助けることだけです．あいてが自分で信念を変えることができれば，その後はもっともよき協力者になってくれることでしょう．

2　あいてに思いつかせる

　おそらくあいても，そこにはなんらかの問題があって，なんらかの変化が求められているということは内心ではわかっています．だから，賛成にせよ反対にせよ，自分から進んでにせよいやいやながらにせよ，その変化に対処せざるをえないと覚悟はしているはずです．しかしひとは，自ら思いつき自ら望んで実現する変化はむしろ喜んで迎いいれますが，他人から押しつけられたり，外部から強制されたりする変化には抵抗しがちなのです．

JCOPY 498-16056

これは「あいての意見をじっと聞く」と密接にかかわることですが，ひとは他人から言われた意見よりも，自分で思いついた意見のほうをはるかにたいせつにします．だからわたしたちが切迫早産の管理についてじゅうぶんに勉強し，いい人間関係があいてと築けていて，じゅうぶんな話しあいをもつことができれば，あいては無意識のうちにわたしたちから自然に吸収し，自分にあったスタイルで結論をだしていくでしょう．

　あいてに相談をもちかけ，できるかぎりあいての意見をとりいれて，自分の発案という形にすることはできないでしょうか．結論はあいてに言わせることができればほぼ成功です．自らの意思によって実現する変化は当然のことながら積極的にうけいれますので，その後の協力もおおいに期待できるわけです．逆に，上からの命令や指示といったなんらかの手段で強制された変化は一時的なものです．あいてに拒否の感情を生みやすいために，けっして一方的な指示や強制はしてはなりません．

　従来の長期トコライシスをやめるように他人から言われるよりは，自分自身がその新しい方針をつくるのにかかわってきたと感じさせることができれば，容易にあいての行動を変えることができます．そのためのひとつの方法として，事前に検討チームをつくって議論を重ねながら，従来の方法の限界や問題点をみんなで共有し，そのなかから新しい方向性，すなわちこの場合は 48 時間以内のトコライシスの中止というやりかたを導くのがいいでしょう．

3　議論を単純な二者択一にしない

　話しあいのなかでの対立点を，どちらかが正しくどちらかがまちがって

いるではなく，より適切なものはとかあまり役立たないとものはというような議論の方向にもっていきます．あいての主張に耳をかたむけ，自分とちがっていても自分が全否定をされたととらえるのではなく，それを理解したうえで議論をどの方向に進めるかを考えます．

そのためには長期トコライシスの有効性を議論するだけでなく，薬の副作用のリスクや切迫早産で長期入院している妊婦さんの QOL をどう考えるか，本人や家族の思いをどう感じるかといった，具体的なケースにそった点について議論して，それではどうするかをみんなで考えていくのがいいでしょう．このとき注意すべきなのは，あることをおこなったり，あることをやめたりするのにはひとつだけでなく，何とおりかの方法があるはずということです．

リトドリン塩酸塩をやるかやらないかの二者択一の問題にするのではなく，もっと問題を細かにわけて議論してみます．そうすればたとえばリトドリン塩酸塩でなくカルシウムブロッカーを使用するとか，トコライシスの目標をどこまでにおくかとか，さまざまな答えの可能性がでてくるかもしれません．そうすればまったく対立していたひととも妥協の余地が生まれる可能性がでてくるでしょう．

4 行動をまよっているひとには

どうしてよいかわからないというひとたちもしばしば見かけます．わからないという中身にはいろいろとあるのですが，実際には，選択のよりどころとなる判断の枠組みをもちあわせていないか，エビデンスを実践にとりいれることに当惑を感じて決断しかねているか，のどちらかであること

JCOPY 498-16056

が多いようです.

　前者の「判断の枠組み」とは，なんらかの問題があってそれにたいする
判断が求められるとき，勝手な思いつきや場あたり的に判断するのではな
く，いつもなんらかの根拠にもとづき理性的に考えて決めることができ
る，そういった方法論のことを意味します．リトドリン塩酸塩の長期投与
がいいか悪いかを判断できないでいるのでしたら，それは必要な情報が不
足しているのに加えて，どうすれば問題解決できるかの判断の枠組みを
もっていない可能性が高いでしょう．

　こういったひとへの対応は，医学的エビデンスとともに適切な背景情報
をわかりやすく提供したうえで，さらに従来の医療のやりかたに効果がな
いだけでなくリスクがあると認めさせられれば，あとは積極的にそれを変
えていくモチベーションをあたえることです．抽象的ないいかたでむずか
しく聞こえるかもしれませんが，たとえば，従来のやりかたを変えるとい
う判断はみずからの仕事自体に意義をみいだし，ある種のやりがいをもて
ることになると示唆するのです．やりがいとか充実感，成長の実感などを
とおして，みずからの仕事を楽しんでいる状態にみんなを導けば，すでに
リトドリンの投与問題は解決したも同然です．

　後者の「エビデンスを実践にとりいれることに強い困難を感じる」も意
外とやっかいです．EBM の概念が普及した今日において，総論としての
エビデンスの重要性について多くのひとには異論はないだろうと思いま
す．しかしエビデンスを実際に日常臨床にとりいれるのは時間的にも労力
的にもかんたんではありません．医者も病棟スタッフもあまりに忙しくて
論文を読む時間がなかったり，文献をかんたんに手に入れる手段がなかっ

たり，みんなで議論する機会が乏しかったりすることにみんなが悩んでい
るかもしれないのです．

　この問題もチームがおおきな解決になります．きちんとした情報を手に
入れるには，必要なものをすべて自分でさがすよりも，それをすでに知っ
ているひとをさがすほうがずっとかんたんです．多くの課題があるときは
分担して調べてまとめ，それをみんなで共有すればいいわけです．情報源
が信頼できるか，あるいは情報が求めることに妥当であるかを確かめるの
にもチームでおこなうのがいいでしょう．

　もちろん情報を手にいれても，それがそのまま個人の行動にむすびつく
とはかぎりません．トコライシスに48時間までの延長効果しかないとい
うエビデンスは，それだけでは多くのひとにリトドリンの長期投与をやめ
させるまでにはいたっていません．その問題についてほんとうはどのよう
に思っているのかをあいてによく考えてもらうのです．そして切迫早産の
トコライシスの問題を解決することはどのくらい重要なことなのか，その
問題を無視すればどうなるかをみんなでよく話しあえればいいでしょう．

5 フィードバックをおこなう

　これまでのやりかたを変えようとすることがエビデンスにもとづいた実
践であれば，変えることによって望ましい結果がでるかどうかは，やはり
はっきりしたデータとして評価可能なはずです．なんらかの臨床上の行為
を変えたときは，かならずそれをフィードバックすることです．フィード
バックとは，ある期間にわたっての治療やケアの実績を，施設内のそれま
での成績や外部のデータと比較してどうだったのかを，施設内の関係者に

JCOPY 498-16056

示すことです．実践された変革の評価はあとできちんとおこなう必要があります．

　エビデンスにもとづいて医療行為をアップデートしていくことの正当性を示すためにも，好ましい方向への変化がおきているという証拠がたいせつであり，それは関係するひとたちにとってもはげみになるでしょう．ケアが改善したことをあきらかにし，妊婦さんや家族がその改善を実感していることを確かめます．もしケアにさらなる改善の余地があったり，考慮すべき状況の変化がでてくるときは，計画を見直して変えていく必要があるのはもちろんのことです．

　そういったフィードバックによって，それまで半信半疑でついてきたひとたちも確信をもって変わろうとするでしょう．このことは医療行為を変えようとしたあなたが，チームのなかで，さらには組織の上層部に個人的な信頼を得るためにも非常に重要なことです．ここで信頼を勝ち取ることに成功すれば，変化を定着させるにあたって大きな意味をもちます．さらにはそのあとに続くかもしれない試みにもプラスになることでしょう．

5.「信念対立」を解消する

　切迫早産にたいするリトドリン塩酸塩の投与法について異なる考えかたをもつひとがいて，議論やときには対立がおきてくるわけです．もしロングトコライシスを推奨するひととショートトコライシスを推すひとのそれぞれが，自分自身の信念に疑問をもたなければ，このふたつの意見は信念

対立をおこしているということになります．ここでは「信念対立」という概念をもちいてこの問題を考えてみます．

　信念対立とは，ひとびとの強い思いこみや疑いのない確信によってひきおこされるトラブルの総称とされています．この信念対立は「現象学」という学問のなかでとりあげて検討されることがあり，とくに医療のなかでおこってくる信念対立にはいろいろな解決法が提案されています[1]．そこにでてくる「信念対立解明アプローチ」といわれる方法についてとりあげたいと思います．これはかんたんにいえばそれぞれの主張を相対化していくやりかたといってもいいでしょう．

　切迫早産の管理についての意見の確執も信念対立ととらえることができます．長期持続投与（ロングトコライシス）と 48 時間以内投与（ショートトコライシス）という主張は相反していますので，疑義の余地のない状態でこの対立図式が成立していれば，それ自体は手づまりになってしまい，どう議論しても先に進めなくなります．結果として，信念対立をこえて建設的に協力して治療をおこなっていくという可能性は低くなります．

　そこで現象学では，信念対立を克服するために，社会には正しい世界観があるという思いこみを一度完全に捨てて，正しい世界観があるというその確信がなぜ成立したのかを考えていきます．自分の確信が成立した条件をあきらかにするため，自分の意識に生じた体験を振りかえってみて，他者にも共通すると考えられる条件を抽出していく方法です．これを「現象学的還元」ということがあります．

　たとえば「切迫早産へのリトドリン塩酸塩投与はエビデンスが示してい

JCOPY 498-16056

る 48 時間以内の投与が正しい治療だ」と自分が確信をもっている場合です．現象学的還元をおこなう場合，切迫早産の治療についていろいろととりあげて，48 時間以内のショートトコライシスと長期持続投与のロングトコライシスにはどういうちがいがあるか，ショートトコライシスが望ましいといえるための要件はなにかを考え，ロングトコライシスを主張している他者にもおなじように妥当するだろう条件を抽出してみるのです．

　この方法の特徴は，対立するふたつの立場のいずれかが正しいとは考えないことです．いいかえると正しい立場があるという考えかたを前提とせず，いずれもある条件のもとで生まれた考えだととらえるところにあります．「正しさ」というものがある特定の条件のもとでしか成立しないとするならば，その正しさは絶対的なものではなく，なんらかの形で相対化が可能なはずです．信念対立は，双方の疑いの余地のない確信からひきおこされているため，その「正しさ」を相対化できれば，信念対立が成立する条件を根本から解消することにつながります．

　これはもちろんロングトコライシスが正しいと信じて主張するひとにもあてはまることです．それでは具体的にどのように信念対立を解消したらいいのでしょうか．もちろん方法はいろいろ考えられるのですが，たとえばショートトコライシスかロングトコライシスかの選択にあたって，妊婦さんと医療側で情報を共有したうえで決定するというやりかたがあります．これはインフォームド・コンセントというよりは，シェアードデジョンメイキング（shared decision making: SDM）といえるものです．「共同意思決定」ともいいます．すなわち妊婦さんと医療スタッフが情報を共有しいっしょに方針を決めていくというわけです．

もちろん SDM がいいのか，インフォームド・コンセントがいいのか，あるいはパターナリズムで一方的に方針を決めていくのがいいかは，実はそのときの状況によります．方法とは問題を解決するための手段ですから，すぐれた方法かどうかは問題が解決できたかによって決まるはずです．この場合の問題とは第一に早産を予防すること，第二に妊婦さんの生活の質を低下させないことです．そうなると妊婦さんの意思が治療法の選択にかかわることが重要であるのはあきらかでしょう．必要十分な情報を提供し，理解していただいたうえで，共同決定していくことはいい方法だと思います．

6. 組織を変える

　たいていの大きな病院には多くの慣習が残っていて，治療やケアの内容を変えようとするといろいろとめんどうなことがおきてきます．そこにはなんというか一種の官僚的なシステムが存在します．営利が最優先である民間企業では，生き残りをかけてたえずみずからの組織を再構築していく必要があるため，効率のいい方法論や管理システムが積極的に採用されています．しかし公的な医療機関はそういったやりかたをもっていないことがほとんどです．

　その例外としては，製造業やサービス業などでよくおこなわれているQC サークル活動があって，医療機関の一部に継続的にとりいれられてそれなりの成果をあげています．QC は「Quality Control」の略で，品質管理を意味しています．職場でサークルをつくって製品やサービスの質の管

JCOPY 498-16056

理や改善に自主的にとりくむもので，組織を変革していくすぐれたシステムのひとつとされています．切迫早産をはじめとしたさまざまな診療やケアを変えていくのにもこの方法論が有用と考えられています．

こういった場合でのCQサークル活動は，医療行為をエビデンス的に検討するステップが最初にあり，これまでの診療を変更するうえで障壁があるとすれば，それに対応する方法を考えることになります．QCサークル活動が病院全体として推進されているならば，その過程にさまざまなレベルのひとの関与があるはずですが，むしろこれは病院の公認のもとでの改革ということになります．そうなると外から押しつけられたのではなく，ひとびとのなかから自発的におこり普及していく形となりますから，切迫早産の管理の改革は進めやすくなるでしょう．

今日ではすくなくとも表だってEBMを否定する医療機関はないと思います．組織としての業務改善や経営効率化にエビデンスにもとづいた方法をとろうとしているところが多いかもしれません．組織内のキーとなるひとびと，たとえば理事長，院長，事務部門責任者，幹部医師などのあいだでは，もっとも有用なエビデンスにもとづいて決定がおこなわれるシステムが重要視されるようになっています．

エビデンスに基づく運営管理を推進している組織は，同時に各診療科部門においてもエビデンスにもとづく臨床の実践を支持し奨励してくれるはずです．だからわたしたちの日常診療にEBMをたいせつにする文化を定着するためには，病院全体の運営管理におけるエビデンスの重視度が大きく関係しますし，むしろ上意下達でそれを積極的にとりいれるような戦略もあるのかもしれません．

たとえば病院全体として，質の高い最新の情報源（たとえばコクランデータベースなど）に容易にアクセスできるようするといったふだんからの地道で継続的なとりくみこそが，エビデンスにもとづいた医療推進の土台となります．もちろんわたしたちは時間を確保して情報を入手し読みこむ努力をおこなわなければなりませんが，患者の診療をエビデンスにもとに現実的で意義のあるものに改善していくための環境や資源は，当然こちらから要求していいものと思います．

　ある診療科や病棟が治療やケアを理にかなったものにかえていくのは，医療機関としても非常に評価すべきことです．またエビデンスにもとづく実践は教育の面からも利点があります．新人や経験の浅いメンバーにとっては，医療者としての技を身につけるだけでなく，どのように問題意識を育み，臨床のエビデンスを批判的に吟味して，実際の診療をかえていくかを目の当たりにすることで，大きな教育的な効果が期待できるはずです．

参考文献
　1）京極　真．信念対立解明アプローチ入門－チーム医療・多職種連携の可能性をひらく．東京：中央法規出版；2012．

Chapter

7

医療倫理の視点から

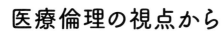

1. あいてへの共感

　医療やケアにおける倫理などと大上段にかまえなくても，患者さんへの「共感」が医療のすべてのもとになっているのはあきらかです．だから生命倫理とか義務論といった一般的な規範を論じるよりも，妊婦さんたちがそれぞれの事情を抱えながら，かんたんには一般化できないような複雑で入り組んだ現実を生きていることを理解したうえで，ひとりひとり個別の配慮をしながらケアすることがたいせつです．

　妊婦さんの声に注意深く耳をかたむけて，あいてがいまどのような気持でいて，どういった個別のニーズをかかえているかを具体的に理解しようすること，そしてそのニーズにどのように応えていこうとするかは，産科医療者のきわめてたいせつな仕事です．その根底にあるのはあいてへの共感であり，それを倫理ということばにいいかえてもいいのではないかと思います．

　「共感」はいわゆる同情と似ていますが，はっきりとした違いもあります．わたしたちはあいてにたいして「かわいそうだ」，「苦しそうだ」，「つらそうだ」と同情しますが，それがそのまま共感になるわけではありませ

ん．あいてのおかれている状況を，あいて自身の視点で理解し受けとめることによって，はじめてそれは共感となってケアの基礎になります．ただの同情であれば，あいてとひとつになって泣いたり喜んだりしますが，あいてを自分と別個の人格として尊重しつつ，そこから一歩ふみこんであいてを受けいれることによって，はじめて真の共感となるのでしょう．

　あいての悩み，苦しみを直に目にしているにもかかわらず，そのあいてにたいして共感的に応じなければ，逆にそれは非倫理的ともいえる態度になります．すなわちケアの倫理はあいてへの共感を基盤とし，あいての具体的に困っていることに直接的な関心をむけ解決にむける非常に個別的，具体的な姿勢です．だから倫理原則としてこれらのことはなかなか一般化できないのです．

2. 個別的具体的な妊婦の状況

　切迫早産で長期入院している妊婦さんたちはどのように感じ，なにを望んでいるでしょうか？　あるひとは，早産になって子どもが未熟児で生まれてしまうことが不安で不安で，そうならないよう祈るような気持ちでベッドのうえで安静にすごしていることでしょう．あるひとは，家に残してきた子どものことが心配のたねで，多少早産のリスクを覚悟しても退院してなんとか家ですごしたいと切望しているかもしれません．切迫早産といっても，ひとりひとりの妊婦さんのおかれた状況は千差万別で，心境も望んでいることもちがっています．

JCOPY 498-16056

だから妊婦さんにたいするケアでは，ひとりひとりの個別の悩みやニーズに耳をかたむけ，そういった交流のなかから浮かびあがる現実の困難をどのようにのりこえていくかがポイントになります．ただでさえ妊娠中は生活環境の変化や，将来の出産や育児などの不安によっておおきなストレスを感じがちです．妊娠中のホルモン分泌によってうつうつとした気分の落ちこみが現れやすくなるともいわれています．からだの病気としての切迫早産のみならず，こういったメンタル面での問題にも医療者はふみこまざるをえません．病気としての切迫早産にたいする対応も，それぞれの妊婦さんによって変わることもおきるでしょう．

　切迫早産の妊婦さんは例外なく入院安静とし，リトドリンの長期持続投与にするという画一的な治療は，エビデンスの議論は一時的にわきにおいたとしても，妊婦さんに一律に適用するのはこういった意味でなじまないのではないのではないでしょうか．妊婦さんのいうことをよく聞きとり，妊婦さんが具体的な生活のなかでどのような不安を感じて困っているか，どのようなことを望んでいるかを受けとめて，その不安や希望に対応していくことが病気のケアとしてはたいせつなのです．

　早産を予防する100％の方法はなく，また入院安静や持続点滴をしなければかならず早産してしまうというわけでなければ，その妊婦さんにルーティンの治療をおこなうかどうかは，本人が最終的に判断するのでかまわないと思います．その意思決定は本人の状況や心情によっておおきく変わりえると考えるべきです．これをたんなる一時的な感情と軽視し，未熟児分娩をなんとしてでも防ぐために理性的な判断を求め，その結果として本人に多大な苦痛と苦しみをあたえることは倫理的におおいに疑問といえます．

3. 妊婦さんと医療者のコミュニケーションのなかから

　だから切迫早産の治療をおこなう医療者は，妊婦さんにしっかりとした説明をしなければなりません．治療やケアにふかくかかわろうとするならば，エビデンスにもとづく質の高い医療を実践する必要があると同時に，エビデンスにもとづく治療とはなにか，どういう根拠があるのかを，妊婦さんにきちんと伝えて同意を得なければならない責任がでてきます．すなわち医療者がみずからの医療について説明して，その正当性をあきらかにしたうえで，妊婦さん本人とじゅうぶん相談して選択していくということです．

　エビデンスに基づく医療が発展するにつれて，エビデンスに基づく選択という概念も生まれており，これがインフォームド・コンセントを得る方法にも影響します．エビデンスにもとづく情報を患者に提供するために必要なのは，妊婦さんが利益を得るみこみやその利益の大きさと，一方でその治療の副作用を受ける可能性とその副作用の程度の両方をあきらかにすることは必須となっています．

　いずれにしろ医療者が，妊婦さんにとってデメリットがすくなく，メリットが最大となる治療やケアを，妊婦さんとそのパートナーとの話し合いによってあきらかにし，それをとおして質の高い医療を提供できることがたいせつです．メリットやデメリットというのは，それぞれの妊婦さんやその家族の状況，とくに願望や不安といった切実な気持などによって大きく変わってきます．そのことをよく理解し，個々の妊婦さんへの共感にもとづいた治療やケアをおこなっていくのが，ケアの倫理にかなった医療

JCOPY 498-16056

といえるでしょう.

　近年，患者の意思決定の場において，利用可能なすべての治療選択肢を
提示し，医療者とのやり取りを通して治療方針を決定する「shared
decision making（共同意思決定）」の考えかたが広がってきています.
切迫早産ならば，妊婦さんに長期トコライシスだけでなく，48 時間のリ
トドリン点滴投与やそれ以外の薬剤によるトコライシス，あるいは早産予
防ペッサリーの使用など，さまざまな選択肢があります. 妊婦さんと医療
者とのコミュニケーションのなかで治療やケアの方針が決めていくことが
望まれています.

4. 臨床の場での合意形成

　なにが適切か，なにをたいせつにするのかなど，ひとによって意見や価
値観はさまざまです. 切迫早産となったときの治療のしかたについて，い
くつかの考えかたがあるとき，どのように決めたらいいでしょうか. だれ
かひとりが独断で決めるのではなく，あいてを説得しようとしたり妥協し
たりして決めるのでもありません. 異なる意見が存在するときに，そのな
かで最善の方法をさがす過程をふんだうえで意見の一致をはかることを合
意形成といいます.

　合意形成にあたって期待されることは，両者のあいだでのじゅうぶんな
情報共有です. 単に賛成とか反対という意見を述べあうだけではなく，そ
れぞれの事情や思いを共有することがたいせつです. そのことであいての

立場で考えることができれば，はじめて気持の面でよりそうことも可能になるでしょう．こういった情報を共有すると同時に，自分の考えや気持をあいてに伝えることができれば，たがいに信頼関係が構築できるようになります．

　信頼関係から合意形成が生まれ，納得した意思決定がなされるようになることが理想です．こういった合意形成のなかで，おたがいがそれまでいだいていたかもしれない逡巡をすて，解決策にたいして確信をふかめていくことが多いようです．もし医療者のほうに，ショートトコライシスについて確信をもてず多少なりとも迷いが残っていたとしても，両者の意見形成の過程でむしろ妊婦さんのほうからこの方法でいいのだという確信をもらうことにもつながるでしょう．

5. A さんのケース

　当院での切迫早産のケースはほぼ100%が他院からの母体搬送であることは前にも述べたとおりです．リトドリン塩酸塩を長期に持続投与されてきた妊婦さんも，当院に到着するとすぐに投与が中止され，長期の点滴から解放されることになります．ほとんどの妊婦さんは喜びますが，リトドリンの中止について不安を覚え，なかには中止を拒否してそのまま投与の継続を望むかたも少数いらっしゃいます．

　A さんは妊娠22週のとき性器出血があり切迫早産という診断で，クリニックから近くの周産期センターに母体搬送されました．妊娠22週はい

JCOPY 498-16056

わゆる「生育限界」とされています．Ａさんとご主人は担当の産科医と新生児科医に，仮にいま早産してしまうと児の命が助かったとしても，なんらかの神経学的後遺症の可能性は高いだろうと説明され，一日でも長く子宮のなかに児をとどめておくために，リトドリン塩酸塩の持続点滴と絶対安静をいいわたされました．場合によっては脳性麻痺といった重い障害も覚悟するようにといわれたことが，Ａさんにとっては非常にショックだったようです．

　この周産期センターでは，リトドリン長期持続投与およびベッド上安静臥床という一般的な切迫早産管理をおこなっていました．ところが入院して２週間がたち妊娠24週となったとき，その周産期センターのNICUが満床となってしまい，Ａさんは当院に転院させざるをえなくなりました．われわれの地域ではこれはめずらしいことではありません．周産期センター，とくにNICUのベッドは限られた数しかないため，満床になったときはおなじ地域の複数の病院のあいだで調整して，切迫早産の妊婦さんを移動させることはよくあることでした．

　問題があるとすれば，切迫早産の妊婦さんにたいする治療のコンセプトが施設によってだいぶ異なっていることです．リトドリン塩酸塩の長期持続投与をしている妊婦さんも，当院に転院搬送されればすぐに点滴中止となります．これはもちろん当院での治療方針を説明して同意をいただいたうえでおこなうのですが，ほとんどの妊婦さんは昼も夜も続いていた点滴がはずされることを歓迎します．逆のパターンで，当院から別の周産期センターに転院搬送されれば，切迫早産妊婦はすぐに点滴が開始されベッド上安静を強いられることになるでしょうが，当院で長期入院している切迫早産のかたはあまりいないので，幸いにもこのようなことはあまりおこり

ません.

　このようにほかの病院から当院に転院搬送されてくるほとんどの切迫早産の妊婦さんは，すぐにリトドリン塩酸塩が中止され，安静が解除されて病棟内歩行もまったく自由になり，だいたい1週間くらいで退院，外来管理となります．最初は半信半疑だった妊婦さんたちも，点滴中止後もとくに陣痛がはじまるわけでもなく，そのまま症状が落ちついていくことに驚き，喜ぶことになります．そういったことに慣れていたわたしたちは，Aさんがリトドリン点滴を止めることに同意せず，これまでの治療，すなわち持続点滴とベッド上安静を続けることを強く望んだことに多少のおどろきを覚えました．

　前医での説明，すなわち児が未熟で生まれたときの後遺症のリスクについて，Aさんが非常に気にされていたことがいちばんの原因であったことはまちがいありません．わたしたちへの信頼度が前の病院より劣っていたのかもしれません．これまでの経験からショートトコライシスの優位性を疑っていなかったので，そういったわたしたちの言動がAさんにとっては押しつけがましく，かつ信用に足りないものとうつった可能性もあります．

　もちろん治療の方針を決めるのは本人の意思が第一です．リトドリン塩酸塩が極量（ゆるされている最大投与量）で投与されていて，その副作用も強かったので，点滴を持続するかわりにその量を半量にすることだけは納得していただき，ベッド上安静もふくめ前医とおなじ治療をつづけることにしました．医師だけでなく，ショートトコライシスがあたりまえになっている病棟の助産師・看護師さんたちも，かわるがわる点滴をはずし

JCOPY 498-16056

てもだいじょうぶだよと声をかけていましたが，本人の意思は最後まで変わることはありませんでした．

　結局，わたしたちはひさしぶりのロングトコライシスに1か月半おつきあいし，Aさんは妊娠30週になったところで，小児科の対応が可能な地元の総合病院に転院していきました．リトドリン塩酸塩24時間点滴を妊娠36週までつづけ，37週で退院し40週で元気な赤ちゃんを自然分娩したそうです．リトドリン塩酸塩点滴は妊娠22週から36週までのおよそ15週間，4か月近くつづけられたことになります．

※以上の事例は，事実をもとに創作されたものです．

6. 個人の信念と価値観

　EBMの目的は，医療者のおこなう治療やケアをできるだけ最良のエビデンスにもとづいたものにすることです．この概念の中心にあるのは提供する医療の有効性です．しかし研究で得られたエビデンスだけで，ある妊婦さんにとってなにがいちばん適切であるかを判断することはそうかんたんではありません．こうした判断には，先に述べたようにそのひとの価値観と信念，過去の経験，社会の伝統といった要素が関係してきます．

　信念とはそのひとが確固として抱いている考えのことであり，それがほんとうに真実である場合もそうでない場合もあります．信念は経験をつうじて身につくものであり，他人の考えかたや行動の影響を受けることも多

くあります．たとえばわたしたちは子どものころに両親の考えかたや価値観の多くをうけいれますが，その後成長，独立して世のなかを経験するとちがう考えかた，自分独自の考えかたをもつようになるでしょう．

　医療者は臨床のなかで自分とは異なる信念をもつ患者と出会います．医療者や専門職とされるひとは，患者の信念や価値観を裁くような言動や態度をとってはならないとされています．ひとりひとりの信念を尊重しなければなりません．しかし，もっともよい結果をもたらすことがエビデンスでわかっている治療ないしケアを提案しても，患者がこれを拒絶したりすると，医療者は倫理的な板ばさみに陥ることになります．

　個人の信念を常に尊重することは医療者にとっては困難なときがあります．とくに妊婦さんの思いこみや信念が認知的にかたよったものと思われるときにはそうです．わたしたちは個人の信念を尊重することが正しいやりかたであると頭では理解していても，どうしても違和感をぬぐえないことにでくわすことがあります．価値観とは個人や社会に意味と方向性をあたえる社会的原理です．価値観は意識されないことが多いものの，行動に影響をあたえ，人生における選択と決定の根拠となっています．だから自分たちとは異なる価値観には居心地の悪さを感じがちです．

　もちろん信念や価値観の選択は複数の選択肢を検討したうえで，自由になされることが理想です．個人にとって重要な価値観はそれぞれに異なりますが，仮にそれが医学的に根拠のうすいものであっても，その結果を引きうけるのが妊婦さん本人である以上は，医療者はそれがどんな選択であっても同意して全力をつくすべきなのでしょう．それがわたしたちの倫理といえるかもしれません．

JCOPY 498-16056

切迫早産について
最後にもう一度考える

　この本を前章でおわりにすれば，内容の当否はともかく，明確なメッセージをもったひとつのまとまりのある本となったかもしれません．この章を書くことで本の内容が一気にうさんくさくなりそうなので，どうするか多少まよったのですが，正直にいうとこの部分をいちばん書きたいがためにこの本をまとめたというところもあります．もうすこしだけ辛抱しておつきあいください．

　この章では「パラダイム」，「過剰診断」，「ナラティブ」といういくつかのあたらしいタームを用いて，「病い」としての切迫早産の実体を掘りおこしてみます．そして切迫早産の多くが実は「心身相関」から生じる病気であるというやや思いきった仮説を提示します．もし切迫早産が心身相関による病気であれば，その治療は「カウンセリング」の手法を応用した方法が効果的であろうというということです．

1. 切迫早産のパラダイム

1 考えかたを異とするふたつの立場

　リトドリン塩酸塩について，48時間ないしは1週間以上の長期持続投与に妊娠延長効果がないというエビデンスがはっきりしていて，実際に日本以外ではほとんど使われていないという事実がありながら，国内では多くの産科医療施設であいかわらず昔からの治療が続けられています．このことはEBMうんぬんという前に，やはりそこにはなんらかの心理的社会的な要因が存在していると考えたほうがいいのかもしれません．

　ある医療施設では，妊婦さんに切迫早産の徴候があれば，すべて入院安静のうえリトドリンの持続点滴がはじまって，妊娠37週になるまでそれがずっと続く，ということに医者も病棟スタッフもだれも疑問を感じることはありません．妊婦さん本人も妊娠37週になって点滴が終了し，おかげで早産が予防できたと感謝して退院していきます．そういった従来からの治療の思想は，一度切迫早産になるとそれが治癒することはない，分娩になるまでトコライシスをつづけなければならないというものです．

　一方，欧米の産科医療施設や，あるいはわたしたちのところをはじめとした国内のいくつかの施設では，胎児がいまだ未熟な時期におこる子宮収縮（早発陣痛）は，48時間以内のトコライシスで止めることが可能であり，早発陣痛が止まれば切迫早産の治癒（緩解）と考えて，あとはふつうの外来管理でみていけると考えます．絨毛膜羊膜炎や頚管無力症などによるいわば真の「切迫早産」では，そもそもトコライシスによって分娩進行

をとめることはできません．そういった子宮内環境ではむしろ児を早く胎外に娩出して治療したほうが予後はいいのです．

　産科学自体は専門性の高い学問分野です．切迫早産は妊婦の 15％前後に認められる妊娠中に比較的多くおこる疾患ですが，日本早産学会という専門の学会があり，多くの専門家による学術的研究がなされています．たとえば早発陣痛の発来機構といった基礎的研究から，早産予防のためのプロトコールといった臨床的な検討にいたるまで興味深い知見が得られています．しかし彼ら専門家の多くは，臨床現場では従来のリトドリンの長期持続投与をおこなっています．

　治療についての考えかたのちがうこのふたつの立場のあいだに議論は成立するでしょうか．もし議論がおこなわれるとすれば，それはエビデンスにもとづいた医学的議論になるべきでしょう．しかし先の章で説明したようにトコライシスの有効性についてのエビデンスは一見はっきりしていますが，それを臨床に適用しようとするときに，国により社会により，また医療レベルによりその解釈はさまざまにわかれ，実際に適用される治療法が異なってくるという現実があります．

　考えをおなじにするひとたちがそれぞれ集まってグループをつくり，自説を補強するデータを集めて発表して，切迫早産についてのあらゆる種類の問題を自分たちの立場から説明しています．そこでは医療者だけでなく，前章の A さんのような妊婦さん当人たちもまきこみながら，切迫早産についての大きな言説空間ができているがごとくです．そうなると仮にそのなかの知見のひとつを医学的エビデンスで否定したとしても，大きな体系の全体はほとんど揺らぐことがありません．

2 治療パラダイムという考えかた

　「パラダイム」ということばをお聞きになったことはあるでしょうか？提唱者であるトマス・クーンのもともとの解説[1] では，「特定の科学者集団が，一定期間，一定の過去の科学的知見を受けいれ，それをもとにして研究を進めること」と説明しています．科学者を医者，研究を臨床におきかえれば，これはこのまま切迫早産にたいする治療の考えかたにあてはまるでしょう．ここで重要なのは，単純に真理性を基準として医療をとらえるのではなく，現実的具体的な集団現象として，あるいは社会的，構造的にとらえていることです．「真理性」というのは医学のなかでは「エビデンスによる証明」とするとわかりやすいかもしれません．

　クーンはパラダイムを「通常科学」ということばにいいかえて説明もしています．ある理論や方法を主張し，それを支持する大きな集団ができていて，その集団のなかでさまざまな問題をにとりくんで知識の体系をつくりあげていくのが通常科学です．そういった体系が構築されれば，そこでの知見をもとづいて，講義や講演がおこなわれたり教科書が書かれたりすることになり，医学生や研修医はそれを学ぶことでその集団に仲間入りできます．さらに専門学会がつくられ，そこでの発表や論文もその学問体系の枠組のなかでなされることになるでしょう．

　ここでの最大の問題，というか非常に興味深い問題となるのは，このようにつくられたパラダイムにはあわなかったり説明のつかない現象がでてきたときです．たとえばリトドリン塩酸塩を 48 時間以上投与しても早産となる割合が変わらなかったというデータがだされたとき，いったいどのように考えるのか？　リトドリン塩酸塩長期投与という治療パラダイムを

JCOPY 498-16056

形成する集団は，なんとかその場かぎりの説明をおこなったり，日本独自の事情をいいわけしたり，さらに検討を要する問題であると弁解しながら，実際にはそのまま放置されることになりがちです．よく注意していればこういったことはしばしばみられる事象で，たとえば医学雑誌の切迫早産の特集をながめると，コクランのエビデンスを紹介する論文のいずれもがそうなっています．すなわちその場かぎりの説明か，日本の事情のいいわけか，今後の検討を要する，のどれかに終始しているのがわかります．

　切迫早産にリトドリンを長期持続投与する立場と，短期投与ないしは使用しない立場は，切迫早産の診療のいわゆるパラダイムがちがうとするのが適切かもしれません．両者のあいだには議論がなかなか成りたちがたいからです．長期持続投与という大きなパラダイム，主流派パラダイムがあって，それに対抗するすこし小さなパラダイムがあるのです．わたし自身の経験ですが，あるとき長期投与を批判したら，議論ならいいが他人のやりかたは否定するな，尊重しろ，とあとから個人的に怒られたことがあります．パラダイムだからどちらが絶対的に正しいということはないという意味なのでしょう．

3　一度はじめたらやめられないリトドリン

　くれぐれも誤解しないでいただきたいのですが，わたしは別に「リトドリン塩酸塩を使うな」といっているわけではありません．切迫早産妊婦によってはメリットがあるかもしれないことは知っています．しかし一度はじめるとやめるのがむずかしいうえに，副作用もたくさんある薬剤だからこそ，もっと慎重に使ってほしいと思っています．

現在の日本の切迫早産の診断や治療のありかたに問題があると感じて，それを変えていこうとするならば，現在の切迫早産治療にかんする主流派パラダイムを疑っていかなければなりません．このパラダイムのもっともこわいところは，切迫早産の治療にアクセルはあってもブレーキがないところです．リトドリンをはじめたり，それを増量したりするマニュアルはあっても，リトドリンをやめるマニュアルがまったくといって存在しないのです．そうなると当然のことながら，妊娠37週になるまでの長期の入院安静を妊婦さんすべてに強いることになってしまいます．

　もちろんすべての産科医は妊婦さんの病気を治したくて一生懸命に診療しているでしょう．しかし皮肉なことに現在の切迫早産の主流派パラダイムのもとでは，優秀な産科医がガイドラインや教科書にもとづいてまじめに診療するほど，切迫早産の診断が増加し，効果の少ない治療に苦しむ妊婦さんが増えていくという現実があるのです．増えていく切迫早産妊婦の多くは真の病気ではないかもしれないひとたちであり，仮に病気でなければ薬の効果がないのも当然のことといえます．

　リトドリン塩酸塩の発売と普及により，いわゆる「切迫早産」患者が増加したことは容易に想像できます．しかしそれは別にだれかの悪意とか陰謀によるものではなく，むしろ「善意」にもとづくものだったはずです．あくまでもベースにあるのは，「すこしでも早産を減らして赤ちゃんを助けたい」という気持でした．しかしさまざまな「善意」がからみあってものごとが全体的におかしな方向に進んでいった分だけ，問題の根は深いといえるような気がします．

JCOPY 498-16056

2.「過剰診断」 という視点

1 ほんとうに切迫早産なのか？

　米国での切迫早産の定義は「規則的な子宮収縮とそれによって子宮口の開大や展退が生じている状態」[2] であり，30 分に 3〜4 回以上のアクティブな子宮収縮があるとされることが多いようです．一方，日本での切迫早産の定義は「規則的な子宮収縮が認められ，かつ子宮頚管の開大度・展退度に進行が認められる場合，あるいは初回の診察で子宮頚管の開大が 2 cm 以上となっているなど，早産となる可能性が高いと考えられる状態」[3] です．米国のものとほぼ同一ですが，これは 2018 年に産婦人科用語集が改定されたとき米国の定義を全面的にとりいれたためです．

　それ以前は子宮頚管の開大や展退をともなわなくても，子宮収縮が頻繁に認められれば「切迫早産」と診断されることがふつうでした．いまでも多くの臨床現場ではその傾向が残っています．「おなかの張り」のあるひとがかんたんに切迫早産と診断され，入院安静と持続点滴がなされています．妊婦さんが病院に来院した以上は，なにかしらの診断名をつけなければ診療報酬が発生しないという日本の医療事情も，そんな安易な診断をあとおししているのかもしれません．

　英語で「切迫早産」は "preterm labor" であり．その意味は文字どおり「胎児が未熟な時期におこる陣痛」です．すなわち切迫早産でみられる子宮収縮は，分娩を進行させる陣痛であることを意味します．しかし日本ではそこまでの認識をもつひとは少ないでしょう．だから切迫早産とされ

る妊婦さんはいわゆる「偽陣痛」がほとんどで，ほんとうの意味での切迫早産は実はそれほど多くないような気がします．たとえばFuchs ら[4] は，切迫早産と診断されてから7日以内に早産となったのは253例中21例（8.3％）であったと報告しています．あるいは欧米における preterm labor のケースのなかで早産にいたるのは40％という報告もあります[5]が，切迫早産の概念がひろい日本では早産にいたる例はそれよりも少ないことが予想されます．

切迫早産の診断がなされたなかで，ほんとうに早産にいたる例が少ないということは，それだけ「過剰診断」がなされているといいかえてもいいかもしれません．過剰診断（overdiagnosis）とは，放置してもとくになんの害も及ぼさない，特別な治療の必要のない病変を見つけ診断してしまうことです．もちろんいわゆる「誤診」とはちがって，子宮収縮や頚管長短縮といった分娩進行所見はありますが，結果として不必要な安静や治療がおこなわれることになりがちです．

もちろん切迫早産の「過剰診断」が多いというのは，早産のリスクを見逃さないことで実際の早産例をすこしでも減らしたいという気持のあらわれでもあり，けっして責められるべきではないことでしょう．しかし過剰診断の結果として，長期トコライシスという結果的にむだな治療がおこなわれることになり，その得失を真剣に考えなければならないのです．

ほんとうの意味での「切迫早産」でなければ，薬を使っても「治る」ということはありません．実際の入院治療においては，本人の子宮収縮の自覚症状が改善しなければ，薬の量を増やして対処しようとします．その結果，患者への投与量はどんどん増えていきます．1分間に200 μg という

極量になって，それでも症状が変わらなければ高次周産期医療センターに救急車で転送されることになります．当院にそのような妊婦さんが来たときは，到着時にすぐにリトドリン塩酸塩の点滴を中止していますが，それでとくに子宮収縮が増強したり，早産にいたったりすることはほとんどないのです．

2 近年注目される「過剰診断」

2021年に米国国立医学図書館（NLM）が，Index Medicus の見出し語（MeSH）として「overdiagnosis」（過剰診断）を採用しました[6]．MeSH とは主要な医学テーマの見出しのことであり，ここでは「過剰診断」が医学のなかでキーとなる重要な概念であることが公的に認められたという意味があります．MeSH のひとつとして過剰診断の概念が公式に認知され，今後は科学的報告や公開論文によって評価検討されていくことになるでしょう．

引用した BMJ の記事では，過剰診断について以下のようにコメントしています．「発見されずに放置していても，そのひとに害を及ぼさなかっただろう病気をみつけだしたり，それまで問題なかった状態を医療の対象とすることによって新しい病気の診断をつくりだしたり，検査の閾値を下げたり診断基準を拡大して病気の対象を拡大したりすること．患者は過剰診断から身体的，心理的，経済的デメリットを受ける可能性があるが，臨床的利益を得ることはほとんどない」．

臨床のなかでこれまで過剰診断を意識することはあまりなかったのですが，実はとても深刻な問題であることがあきらかになりつつあります．通

常の医学教育と臨床トレーニングをうけてきたわたしも，これまで過剰診断の問題をほとんど意識せずに一般的な診療をしてきました．そんなわたしが，福島原発事故についてさまざまな活動や議論を経験することによって，過剰診断が深刻な害をおよぼしていることにようやく気がついたのは，恥ずかしながら比較的最近のことです．甲状腺検診が過剰診断による深刻な害を及ぼしている件についてはここでは詳述しませんが，以下の本をご参考にしていただければ幸いです[7]．

　過剰診断について最近急速に注目をあびるようになったのは，2013年にダートマス大学で開催された第1回過剰診断防止国際会議（Annual International Preventing Overdiagnosis Conference）がきっかけでした．この概念は今後の医学医療をおおきく変えていく可能性があります．一般にはがん検診などにおいて過剰診断が問題とされることが多いようですが，わたしたちの周産期領域でもさまざまな検討課題があります．切迫早産についてもこの視点でみなおせば，さまざまな新しいことがみえてくるかもしれませんね．

3. ナラティブからみた切迫早産治療

1 ナラティブ（物語）とはなにか

　リトドリンを24時間点滴しながら4か月ちかく，みっつの病院での入院生活を送り，結局妊娠41週で元気なベビーを産めた．エビデンスとか全然わからないけど，あのつらい点滴を乗りこえたからこそかわいいわが

JCOPY 498-16056

子と会えたと思っている．途中で点滴をやめようという医者もいたけれど断ってよかった．リトドリンには感謝している ....第7章のＡさんなどは，切迫早産体験をこのように振りかえっているかもしれません．自分はこれだけの努力をして困難をのりこえたおかげで，わが子は早産をせず無事に生まれることができたというわけです．

　これは医学的には論理が転倒しているのですが，Ａさんのなかでは物語（ナラティブ）がハッピーエンドとして完結しています．4か月間の労苦によって元気な赤ちゃんを産むことができたというＡさんの主観的な体験の物語を，まわりはそのまま全面的に尊重し受けいれるという考えも医療者側にはあるかもしれません．医学的なエビデンスでいえば48時間以上のトコライシスには有効性が認められません．しかし妊婦さんと医療者との対話をつうじて，リトドリン塩酸塩の長期持続点滴という虚構，と書くと響きが悪いので「物語」としてつくりあげていくということです．

　物語と対話にもとづく医療（narrative-based medicine：NBM）では，「患者の病い」と「病いにたいする患者の対処」を患者の人生のなかで展開するひとつのナラティブとみなします．切迫早産についても，Ａさんを物語の主体として尊重し，妊婦と治療者のあいだでかわされる対話を治療の一部として重視することになります．そこではリトドリンの長期持続点滴についても，無事出産のために乗りこえなければならない試練としてとらえられているのです．

　しかしまた一方で，医療者自身にも物語があります．妊婦さんが体験した切迫早産の物語を，わたしたちは傾聴したつもりでいても，それを正確に理解しているかどうかほんとうはあやしい．厳密にいうならばわたした

ちが聞きとったと思っている妊婦さんの物語は，自分たちでつくりあげた「妊婦さんの物語についてのわたしたちの物語」かもしれません．物語はすでにできあがったものを妊婦さんが伝えるのではなく，わたしたち医療者との共同制作物といったほうが近いでしょう．

2 EBM と NBM の共同作業による意思決定

こういった物語を語る主体として患者を尊重する一方で，医学的な疾患概念や治療法もあくまで医療者側のひとつの物語として相対化し，さらに治療とは両者の物語を対話によってすりあわせるなかから「新たな物語」をつくりだしていくプロセスこそが，ナラティブにもとづいた医療（NBM）といえます．そうすると切迫早産の治療法はけっしてひとつではなく，妊婦さんによってさまざまな治療がおこなわれる可能性があります．Aさんの長期トコライシスという「治療」は，結果がよかったので成功だったともいえるのです．

Aさんの例は，妊婦さんが「切迫早産」の診断や治療の対象であるだけでなく，主体として尊重される重要性をあきらかにしてくれます．NBM は，従来の EBM の過剰な科学性に警鐘をならすものとして提唱されてきましたが，もともとエビデンスを否定するものではけっしてありません．患者中心，人間中心の医療の実現をめざすために NBM は EBM とともに働くものとされています．妊婦さんの話を聞き，必要があれば家族の意見も聞き，医療もいろいろ考えながら，複数のものをすりあわせながら合意をめざすということです．

切迫早産をのりこえて元気な赤ちゃんが生まれたというAさんの体験

JCOPY 498-16056

において，長期間の点滴で拘束された入院生活がほんとうに必要であったかどうかは，実は NBM の範疇だけでは決めることはできない問題です．NBM では唯一の正しい治療法があるわけではありませんが，医療とは常に判断と実行の選択が求められるプロセスでもあり，臨床判断に利用できる一般的な情報をまとめる EBM を適宜使っていくことも必要です．

唯一の正しい治療法があるわけではなく，そのなかで役に立ちそうなものを対話によって選んでいけばいいとましたが，それでは「なんでもあり」になってしまわないでしょうか？　たいせつなのは医療者も柔軟な考えもち，状況によっては自分自身を変えていく努力も必要とされることです．リトドリン塩酸塩 48 時間以上の投与に妊娠延長効果はないとする「エビデンス」がある一方，しかし物語の「共犯者」でもあるわたしたち医療者は，リトドリン長期投与の是非についていろいろと考えることはできます．どちらの選択がより「人間的医療」であるのでしょうか．そこではわたしたち自身がもつ「物語」の真実が問われています．

4. 心身相関としての「切迫早産」

1 切迫早産にはいくつもの原因がある

心身相関というのは，心理ストレスや喜怒哀楽といった感情がからだの調節に影響を与え，さまざまな身体反応が生じる現象をさします．「身体化」とよばれることもあります．米国精神医学会のマニュアルでは身体表現性障害とか身体化障害などと仰々しい名前もついていますが，かんたん

にいえばストレスがからだの症状となって表れている病気のことです．身体をいくら調べてどこも悪くないのに，本人にとってはあきらかに症状があったりするもので，日常生活のなかではよくあることです．

おもしろいもので，ひとというのはなにかものごとがあると，そこに因果関係をあてはめて勝手にストーリーをつくりだすという習性があります．周囲におきているひとつひとつの事象を孤立したものとしてではなく，なんらかの進行中の過程の一部としてとらえ，そのなかに原因と結果の関係をみいだしがちです．たとえば今日はいいことがおこった，そういえば朝に茶柱が立ったという場合は，茶柱といいことのあいだに因果関係を認めるわけです．

わたしたちの日常的な思考には，こういった因果論的な推論が組みこまれています．妊娠36週以前の分娩を意味する「早産」そのものは，これは現象としてまちがいなく存在します．ひとはそこになんらかの因果関係を推定し，早産をおこす前の状態として「切迫早産」というものを考えだしてしまいがちです．そして単なる仮定でしかなかった「切迫早産」を，もともとなにか実在していたものととらえるようになります．

早産は望ましくないもの，できればさけたい現象ですから，その前段階である「切迫早産」もあきらかな病気といえるでしょう．一般にわたしたちは，病気にはなんらかの原因があっておこり，その原因をとりのぞけば治るものとなんとなく信じています．切迫早産の原因として，細菌感染やストレスなどといったさまざまな仮説が提唱されます．しかし切迫早産にはほんとうに単一の原因があるのでしょうか？

JCOPY 498-16056

わたしたちの日常臨床の感覚からいえば，切迫早産のなかには実にさまざまなものがふくまれ，すぐに早産にいたるものから放っておいても問題なさそうなものまであり，そこには明確なひとつの原因がありそうには思えません．とくに早発陣痛がはじまって 48 時間以上がたったような「切迫早産」では，仮に本人がおなかの張りを強く訴えていても，早産が実際に切迫しているようにはみえない妊婦さんが多いような気がします．

❷ しばしばみかける原因不明の腹痛

たとえば原因不明の腹痛を例にとりあげてみます．一般的にだいたい 5 人にひとりくらいは日常生活でときどき腸の働きが不調になり，下痢や便秘が慢性的におこったりするといわれます．こういった病気を「過敏性腸症候群」と称しますが，その原因ははっきりせず，なんらかの精神的ストレスが関係するとされることもあります．からだの臓器，たとえば腸と脳は密接な関係があり，脳が感じた不安やストレスは，自律神経を介して腸とつながり，運動や感覚異常をひきおこします．

過敏性腸症候群ではとくに腸が敏感となっていて，ちょっとしたストレスにも反応します．さらに腹痛があると脳はそれを敏感にキャッチし，症状も不安もますます増幅していきます．すなわちストレスの悪循環がおこっていて，腹痛や便秘，下痢といった症状はますます悪くなっていくのです．こういったことが頻繁に繰りかえされると，腸がストレスに過敏に反応する知覚過敏状態に陥ってしまい，弱い刺激でも症状がでてしまうといわれます．

切迫早産の妊婦さんの一部でもおなじような病態がおこっている可能性

があります．妊娠中になんらかの刺激によって子宮収縮，あるいは腹緊といわれる症状があると，妊婦さんは不快な気分になります．実際にこのような症状はだれにでもおこりえることです．この不快な気分はひとによっては知覚閾値を低下させ，ますます子宮収縮の症状を増強させます．子宮収縮の増強はさらにストレスや気分不快をおこし，ますます子宮収縮の自覚が強くなるという悪循環をきたします．しかしそんなことがあっても分娩が実際に進行するわけではありません．

　一度このような悪循環にはまってしまうと，妊婦さんも医者も，いったいなにが原因で子宮収縮がおこっているかわからなくなります．先にのべたようにわたしたちは，病気にはなんらかの原因があっておこり，その原因をとりのぞけば治ると信じていますが，このような切迫早産の症状にはひとつの原因だけがあるわけではありません．だから原因をさがして治そうとしてもうまくいかないのです．

3　心身相関としての切迫早産

　なにかのストレスをきっかけにからだの状態に悪循環をきたし，症状がどんどん悪化したとします．このように原因不明で慢性的につづくような病態には，単一の原因では説明できないものがあって，いわゆる切迫早産はそのひとつではないかと思います．子宮収縮の自覚に加え，骨盤の圧迫感，帯下の増加，背部痛，月経痛様疼痛といった関連する症状を訴えることが多いですが，これらは正常の妊娠経過でもしばしばみられるものです．もちろんなかには時間とともに分娩が進行してきたり，破水や子宮頚管無力症を認めるものもありますが，それは全体の半数にも満たないと考えられています．

JCOPY 498-16056

こういった正常妊娠でもしばしばみとめる切迫早産の非特異的な症状は，もちろん気のせいなどではなく本人にとっては非常につらいものであり，治療の対象となるれっきとした病気であることにはまちがいありません．わたしは症状そのものを否定しているわけではなく，ただこれらがなにかひとつの原因から生じてきてはおらず，その原因を断つような治療法があるわけでもないということです．切迫早産といわれる状態の多くはなにかをきっかけとしておきて，それが悪循環となって症状が増悪していくものと考えられます．そのなにかは通常「ストレス」と呼ばれることが多いようです．

　原因があって結果があるような病気であれば，その原因をとりのぞくことが治療になります．しかし切迫早産がそのような病気ではなく，ある種のストレスをきっかけとして生じ，ストレスと症状が悪循環をおこしながら増悪するようなものであれば，悪循環を緩和，解消することが治療となるでしょう．悪循環を絶ちきるか，すくなくとも悪循環をあとおししないような方法であれば，どんな治療でも役にたつことがあるかもしれません．逆に切迫早産にリトドリン塩酸塩を投与しても自覚症状がよくならないことが多いのは，切迫早産がひとつの原因によっておきているわけではないからと考えられます．

　繰りかえしますが，こういったいわば「心身相関」とでもいうものによって生じる不快や痛みといった症状は，けっしてまぼろしとか単なる気のせいとしているわけでなく，またそのひとがおおげさに訴えているということでもありません．また「心因性だから」といったいいかたでかたづけることもよくありません．単一の原因がなく単一の治療法もないわけですから，ていねいに患者さんにむきあって話を聞いていくことと，上記の

悪循環を緩和させるようないろいろな方法を試してみることが必要です.

4 「切迫早産」のケアはどうしたらよいか

　もし切迫早産が，上記のような「子宮収縮の痛み」からくる「不快な気分」，「痛みの閾値の低下」，そしてそれが当初の症状を強めていく悪循環によって成立しているのならば，この悪循環のどこかを断ちきることが治療となります．これがなんらかの単一の原因から生じる病気であれば，治療法も単一のものになるでしょうが，悪循環といったからだの機能的な病態であれば，有効な治療法はひとつにかぎらずさまざま存在する可能性があります.

　たとえばトコライシスを短期間だけおこなってみるとか，逆にそれまでおこなっていたトコライシスを中止してみたりすること．入院安静をしていれば，一度ためしに外出させたり外泊させてみたりすること．面会を許可し家族に積極的に会わせたり，逆に数日間面会をやめてひとりで過ごさせたりしてみること．外来で経過をみている妊婦さんであれば，ためしに短期間入院（あらかじめ日数を決めて）させてみたり，逆に入院管理が長くなっているのならば思いきって退院させて外来管理にしてみたりといったような，これまでとはまったく別のことを試してみるのです.

　ここにあげたことはさまざまな治療法があるというだけにとどまらず，安静と在宅といったようにそれぞれ矛盾し相対立する内容をふくんでいます．すなわちいままでと逆のことをためしてみることによって，悪循環をどこかで緩和し断ちきることをめざすものです．どのような場合でも変わらずたいせつなのは，本人の話をよく聞き，その気持を尊重しようとする

JCOPY 498-16056

ことです．本人が感じるストレスを理解し，それを軽減する方法をいろいろ試してみるなかで症状が改善していくかもしれません．

　逆にやってはいけないこともいくつかあります．たとえば妊婦さんの訴えを過少評価することです．切迫早産で母体搬送されてきた妊婦さんのリトドリン塩酸塩の点滴を中止しても，ほとんど早産することがないことに慣れてしまったわれわれは，ともすれば妊婦さんの子宮収縮の訴えを軽んじてしまいがちになります．自分の苦しさが伝わっていないと妊婦さんが感じると，ほんとうにどうしようもなくやるせない気分となって，そのストレスで症状が一層悪化することがあります．

　これとすこし似ていますが，妊婦さんをつきはなしたり，不安をあおるようなこともいってはいけないのは当然です．妊婦さんの訴えを気のせいだとしたり，ストレスが原因だからどうしようもないといった言いかたも禁忌です．またなぜここまで放っていたのかとか，仮に早産で出産したときの未熟児のリスクを過剰に説明したりして妊婦さんの不安をあおったりすると，不安のストレスによって症状はますます強くなるかもしれません．悲観的な説明をすることもこのなかにふくまれるでしょう．

　基本的に入院中でも自宅療養中であっても，生活の過剰な制限をすることはよくないと考えます．歩行や外出，ふつうの家事といったものを禁止して，安静臥床させることは医学的根拠がないだけでなく，妊婦さんにとっては強いストレスになります．「あれもだめ」「これもだめ」と必要のない制限が加えられることによって，逆に自覚症状が強くなる可能性すらあるのです．むしろふつうの生活のなかで，妊婦さんに息抜きや気晴らしの機会をつくることにより，ストレスと症状の悪循環の緩和をめざすべき

です.

　これまでの説明からいわゆる「切迫早産」の妊婦さんへの対応をどうすればいいかが伝わりましたでしょうか. たいせつなことは, 妊婦さんに共感をもってその訴えをていねいに聞きとり, 継続的に援助することを約束して安心感をもってもらうことです. いわゆる「傾聴と共感」ですね. もうひとつ, 過剰な行動制限をせず自由な生活のなかで心身ともリラックスしてもらうことがたいせつです. おおくの「切迫早産」では, リトドリン塩酸塩は効果がないだけでなく, 場合によって自覚症状をただ長引かせるだけかもしれません. むしろカウンセリング手法も生かしたこういった精神的援助が重要となってくるのです.

参考文献

1) トマス・クーン, 中山　茂, 訳. 科学革命の構造. 東京: みすず書房; 1971.
2) ACOG Practice Bulletin No. 171: Management of Preterm Labor. Obstet Gynecol 2016 Oct; 128: e155-e164
3) 日本産科婦人科学会, 日本産婦人科医会, 編. 産婦人科診療ガイドライン産科編 2023. 東京: 日本産科婦人科学会; 2023. p.146-50.
4) Fuchs IB, Henrich W, Osthues K, et al. Sonographic cervical length in singleton pregnancies with intact membranes presenting with threatened preterm labor. Ultrasound Obstet Gynecol. 2004; 24: 554-7.
5) King JF, Grant A, Keirse NJ. Beta-mimetics in preterm labour: an overview of the randomized controlled trials. Br J Obstet Gynaecol. 1988; 95: 211-22.
6) Woloshin S, Kramer B. Overdiagnosis-it's official. BMJ. 2021; 375: n2854.
7) 髙野　徹, 緑川早苗, 大津留　晶, 他. 福島の甲状腺検査と過剰診断－子どもたちのためになにができるか. 東京: あけび書房; 2021.

おわりに
日々の診療に疑問を感じているかたへのエール

自然と対峙したとき，今は理解できない事柄でも，不可思議さや
神秘に対して拙速に解決策を見出すのではなく，興味を抱いて
その宙吊りの状態を耐えなさい．

帚木蓬生『ネガティブ・ケイパビリティ　答えの出ない事態に耐える力』[1]

　切迫早産の妊婦さんに長期間の持続点滴とベッド上安静をおしつけていることに疑問をもつかたがいます．一方，そういった病棟の光景に慣れ，あたりまえのこととして淡々と仕事をこなしているかたもいます．むかしから続いている治療法であり，マニュアルにもそのように書かれていますので，それはむしろ当然の反応かもしれません．

　21世紀の医学は「正解がある」と信じられている時代です．だからその「正解」を学んでマスターしたと信じるひとが，その分野で自信をもって活動しています．そういったひとたちにとって正しい診断や治療が存在することは当然であって，それにたいして「わからない」というひとはめんどうでやっかいな存在です．

　よくわからないと思って，自分自身の頭でものを考えると，「なんだ，それは」とへんな顔をされます．「正解」の有効性を信じるひとたちに

とって，それはふまじめでおもしろくない行為なのかもしれません．しかし，わたしたちがわからないと思うのは事実なのであり，そのわたしたちが自分なりにわかろうとしてもいいのではないかと思います．

　もしかすると，わけのわからないことに直面したり，どのように手を下したらいいか困惑する状況にいるというのは，わたしたちにとっていちばん耐えがたいことなのかもしれません．わからないことが目の前にあると，わたしたちは不安でしかたがなくなりますが，ひとの心というのはもともとそのようにできているのでしょう．

　だから，わけのわからない，解決の道筋がまったくみえない問題にぶちあたったとき，適当なつじつまあわせの「答え」で逡巡を強引に終わらせたり，あるいは解決の方法がありそうな問題にすりかえて「答え」をひきだしてしまうことはよくあります．そんなときにもっとも役に立つのがいわゆる「ガイドライン」とか「マニュアル」とよばれるものです．

　自分のこれまでよく思いだしてみてください．もともとわたしたちの人生には，そういったどうしようもない，とりつくすべもないことがらに満ちあふれていませんか．世のなかにはわかりやすく，解決の方法があるような問題のほうがむしろすくないのです．わたしたちはそういった答えのない宙ぶらりんのなかを生きているのです．

　そもそもそういったことにまったく疑問をもたないひとは多い．本質的な問題には関心なく，あたえられたものを無条件の前提としたうえで，日々の仕事や実生活をどう生きていくかだけに興味があり，とにかく勉強してそれを「覚える」ことだけをめざします．だからもしあなたがそう

いった「不安」にぶちあたったなら，むしろその真摯な生きかたを誇って
いいのです．

　結論めいたものを性急に求めず，不確実さと懐疑とともに生きていける
か．わからないこと，解決できない不安を，それはどうしようもないこと
として受け入れながら，そういった宙ぶらりんのなかで前向きに生きてい
けるか．いまそういった力が求められていると思います．

参考文献

1) 帚木蓬生．ネガティブ・ケイパビリティ　答えの出ない事態に耐える力．東京：
朝日新聞出版；2017．p.73.

索　引

著者略歴

室月 淳 （むろつき じゅん）

1960 年岩手県生まれ．東北大学医学部卒業．産婦人科医．臨床遺伝専門医．東北大学医学部産婦人科准教授，カナダ・ウェスタンオンタリオ大学ローソン研究所フェローをへて，現在，宮城県立こども病院産科科長，東北大学医学部臨床教授．出生前診断，胎児治療，遺伝子医療などを専門として，産科医療の現場に携わっている．著書に『出生前診断の現場から　専門医が考える「命の選択」』（集英社新書），『出生前診断と選択的中絶　日常診療で妊婦・家族ときちんと向き合うための基本がわかる』（メディカ出版），『産科診療 Pros & Cons　母体・胎児をめぐる 6 つの論争』（メディカ出版）など．

これからの切迫早産管理
長期安静・持続点滴はやめよう ⓒ

発　行	2024 年 3 月 5 日　1 版 1 刷	
著　者	室 月　　淳	
発行者	株式会社	中外医学社
	代表取締役	青 木　　滋
	〒 162-0805	東京都新宿区矢来町 62
	電　話	(03) 3268-2701　(代)
	振替口座	00190-1-98814 番

印刷・製本/横山印刷㈱　　　　　　　　　　〈SK・MH〉
ISBN978-4-498-16056-9　　　　　　　　　Printed in Japan